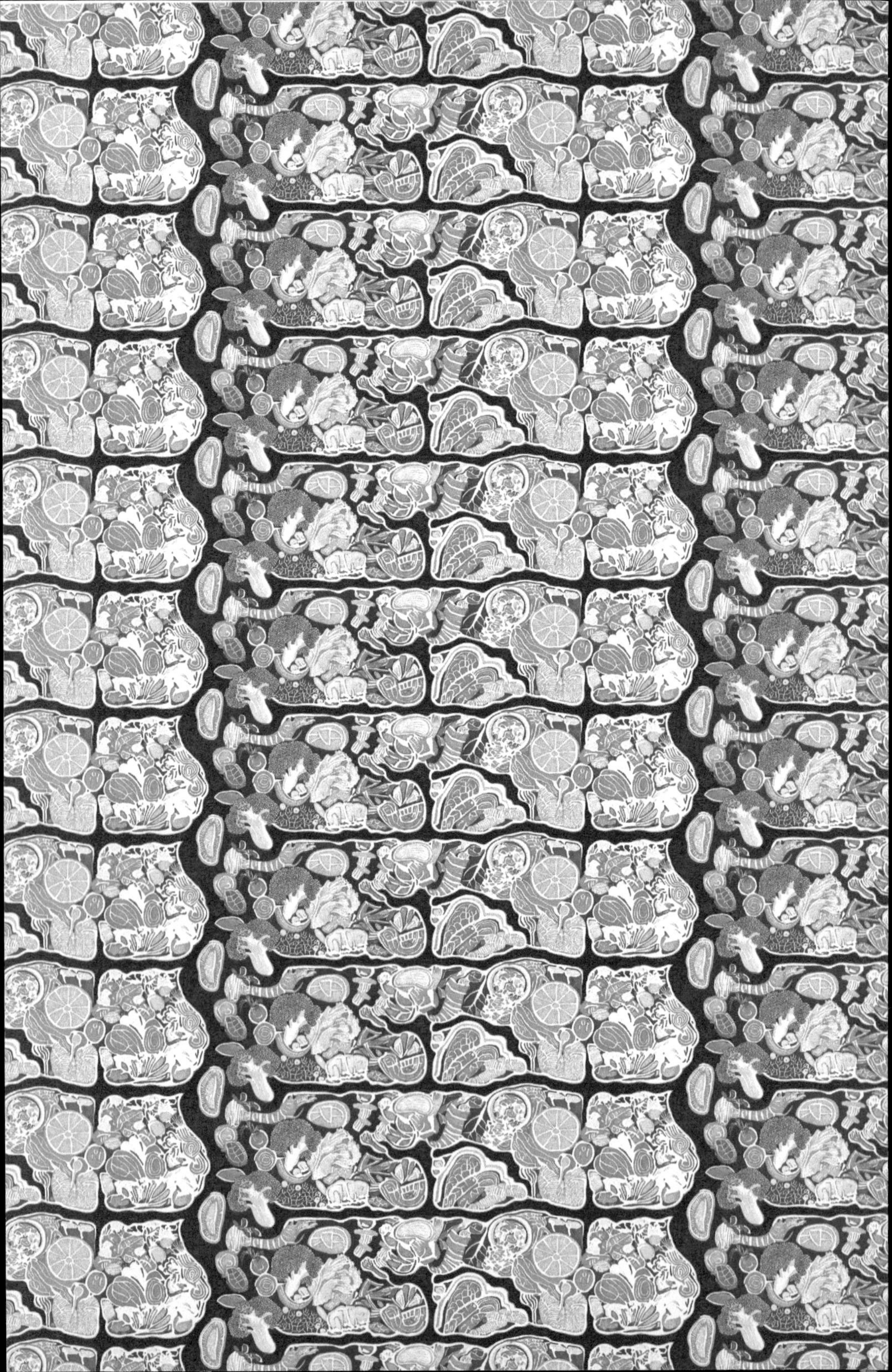

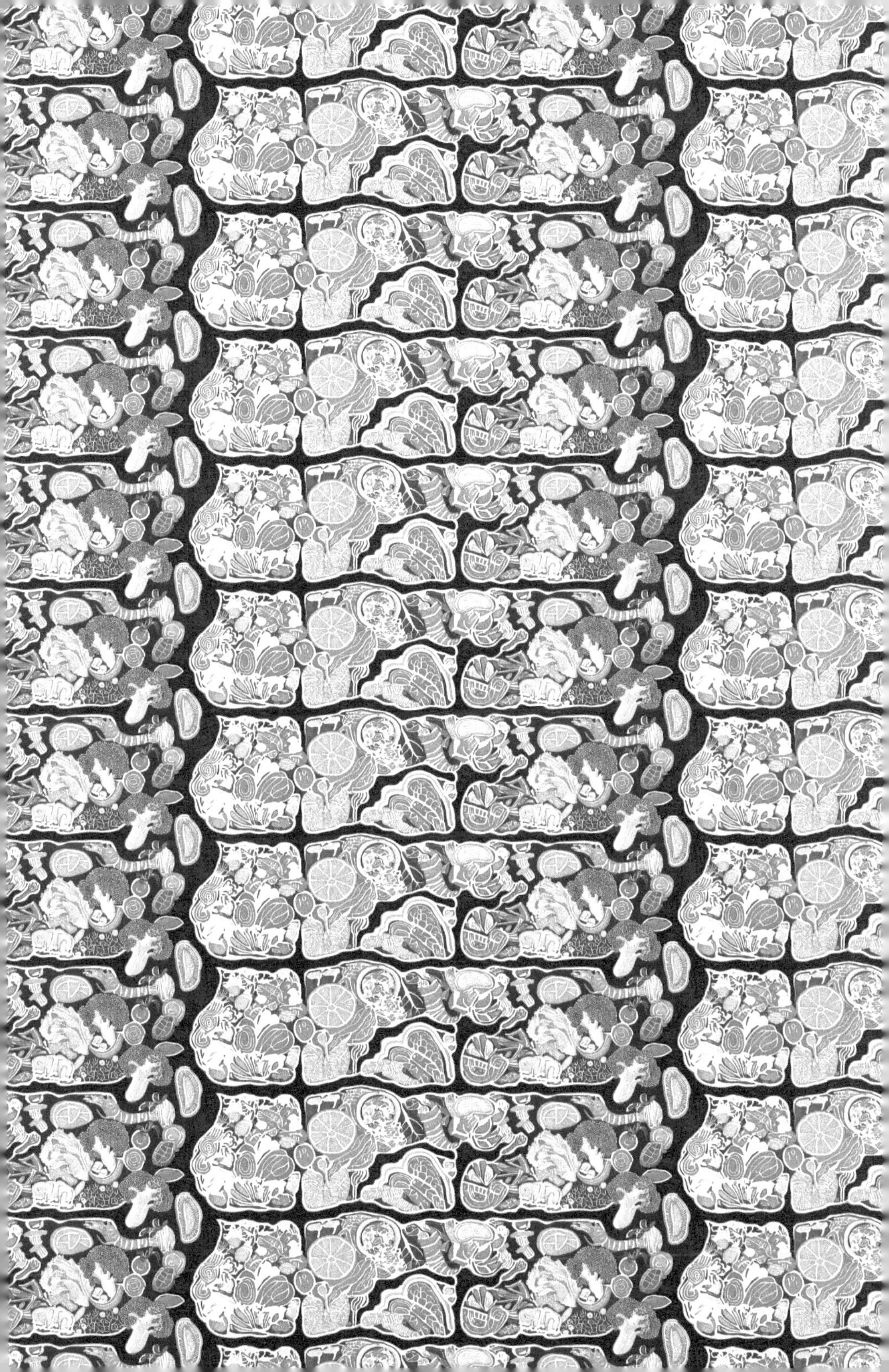

Colophon

Saage Media GmbH
c/o SpinLab – The HHL Accelerator
Spinnereistraße 7
04179 Leipzig, Germany
E-Mail: contact@SaageMedia.com
Web: www.SaageMedia.com
Commercial Register: Local Court Leipzig, HRB 42755 (Handelsregister: Amtsgericht Leipzig, HRB 42755)
Managing Director: Rico Saage (Geschäftsführer)
VAT ID Number: DE369527893 (USt-IdNr.)

Editore: Saage Media GmbH

Pubblicazione: 02.2025

Design della copertina: Saage Media GmbH

ISBN Brossura (it): 978-3-384-53316-6

ISBN Ebook (it): 978-3-384-53317-3

Note legali / Avvisi

I link esterni e i riferimenti alle fonti elencati in questo libro sono stati verificati al momento della pubblicazione. L'autore non ha alcuna influenza sulla progettazione e sui contenuti attuali e futuri delle pagine collegate. Il fornitore del sito web collegato è l'unico responsabile per contenuti illegali, errati o incompleti e per danni derivanti dall'uso o dal mancato uso delle informazioni, non chi fa riferimento alla rispettiva pubblicazione tramite link. Tutte le fonti esterne utilizzate sono elencate nella bibliografia. Nonostante l'accurato controllo dei contenuti, non ci assumiamo alcuna responsabilità per i contenuti di fonti esterne. Gli operatori delle fonti citate sono gli unici responsabili del loro contenuto. Immagini e fonti di terzi sono contrassegnate come tali. La riproduzione, l'elaborazione, la distribuzione e qualsiasi tipo di sfruttamento al di fuori dei limiti del diritto d'autore richiedono il consenso scritto dell'autore o del creatore.
Questo libro è stato tradotto dal tedesco. Non si possono escludere completamente deviazioni dall'originale o errori di traduzione. Tutte le fonti citate nel libro sono disponibili in inglese. Non ci assumiamo alcuna responsabilità per eventuali imprecisioni o malintesi di contenuto derivanti dalla traduzione.
I dati nei diagrammi che non sono esplicitamente contrassegnati con una fonte non si basano su studi ma sono ipotesi non vincolanti per una migliore visualizzazione.
Questo libro è stato creato utilizzando l'Intelligenza Artificiale (IA) e altri strumenti. Tra le altre cose, sono stati utilizzati strumenti per la ricerca, la scrittura/editing e la generazione di illustrazioni decorative. Nonostante i controlli, non si possono escludere completamente gli errori. Vorremmo sottolineare che l'uso dell'IA serve come strumento di supporto per offrire ai nostri lettori un'esperienza di lettura di alta qualità e stimolante.

I riferimenti e le citazioni contenuti in questo libro sono stati accuratamente ricercati e riprodotti nel loro significato. L'interpretazione e la presentazione del contenuto citato riflettono la comprensione dell'autore e non necessariamente corrispondono all'intenzione o all'opinione degli autori originali. Per le citazioni parafrasate, le dichiarazioni principali delle fonti originali sono state incorporate nel contesto di quest'opera secondo le migliori conoscenze e convinzioni, ma possono deviare dalle formulazioni originali e dalle sfumature di significato a causa del trasferimento e della semplificazione. Tutte le fonti utilizzate sono completamente elencate nella bibliografia e possono essere lette lì nell'originale. La responsabilità dell'interpretazione e dell'incorporazione contestuale del contenuto citato è dell'autore di questo libro. Per domande scientifiche e informazioni dettagliate, si raccomanda di consultare le fonti originali. L'autore si è sforzato di presentare argomenti scientifici complessi in modo generalmente comprensibile. Non si possono escludere semplificazioni e generalizzazioni. Non può essere fornita alcuna garanzia per l'accuratezza tecnica e la completezza delle presentazioni semplificate. La riproduzione parafrasata di citazioni e scoperte scientifiche viene effettuata coscienziosamente in conformità con la legge sulle citazioni secondo § 51 UrhG e tutte le disposizioni pertinenti sul diritto d'autore di altri paesi. Quando si semplifica, trasferisce e possibilmente traduce contenuto scientifico in un linguaggio generalmente comprensibile, si possono perdere sfumature di significato e dettagli tecnici. L'autore non rivendica diritti sulle opere citate e rispetta tutti i diritti d'autore degli autori originali. Se viene rilevato un uso non autorizzato, l'autore chiede di essere informato per prendere le misure appropriate. Per scopi accademici e quando utilizzato come riferimento scientifico, si raccomanda espressamente di consultare le fonti originali. La presentazione semplificata serve esclusivamente per informazione scientifica popolare.

Le informazioni contenute in questo libro riguardanti alimentazione, salute del cervello e ottimizzazione mentale sono state accuratamente ricercate, ma non possono sostituire una consulenza medica o nutrizionale individuale. Prima di attuare le strategie alimentari, gli integratori o i cambiamenti di stile di vita descritti, è consigliabile consultare il proprio medico, nutrizionista o terapeuta, soprattutto se si hanno patologie preesistenti, si assumono farmaci o si è in trattamento terapeutico. Gli effetti dei concetti alimentari e delle strategie anti-invecchiamento presentati possono variare da individuo a individuo. Non è possibile garantire risultati specifici o miglioramenti delle prestazioni mentali. In caso di disturbi o malattie psichiche acute, è necessario richiedere immediatamente assistenza medica professionale. Le informazioni in questo libro non sono intese come sostituto di un trattamento psichiatrico o psicoterapeutico. Tutte le informazioni sui nutrienti, le dosi e i meccanismi d'azione corrispondono allo stato delle conoscenze al momento della stampa, ma possono cambiare a causa di nuove scoperte. Si esclude ogni responsabilità per eventuali danni derivanti dall'applicazione dei metodi descritti. I nomi dei marchi di integratori e prodotti menzionati sono di proprietà dei rispettivi titolari dei diritti. Le fonti delle ricerche e degli studi citati possono essere trovate nella bibliografia.

Bendis Saage

Nutrizione per la Psiche: Ottimizzazione del Cervello attraverso l'Alimentazione Sana

Una guida pratica alla medicina nutrizionale per il benessere mentale, pensare meglio e prevenire il disturbo da stress con strategie anti-invecchiamento

84 Fonti
41 Diagrammi
43 Immagini
7 Illustrazioni

Cari lettori,

vi ringraziamo di cuore per aver scelto questo libro. Con la vostra scelta ci avete dato non solo la vostra fiducia, ma anche parte del vostro prezioso tempo. Lo apprezziamo molto.

Ciò che mangiamo influisce direttamente sul nostro pensiero, sulle nostre emozioni e sulle nostre capacità mentali. L'alimentazione moderna rappresenta una sfida particolare per il nostro cervello. Questo libro specialistico illustra le connessioni scientificamente fondate tra alimentazione e salute cerebrale, offrendo soluzioni pratiche per la vita quotidiana. Dall'asse intestino-cervello agli alimenti che regolano l'umore, tutti gli aspetti rilevanti sono spiegati in modo comprensibile. I lettori imparano come migliorare le proprie prestazioni cognitive, rafforzare il benessere psicologico e prevenire i cambiamenti cerebrali legati all'età attraverso adattamenti alimentari mirati. Con strategie nutrizionali concrete, consigli per la spesa e piani di attuazione praticabili. Una guida scientificamente fondata che unisce le più recenti scoperte in nutrizione clinica con la praticità applicativa. Scoprite ora come un'alimentazione consapevole può contribuire attivamente alla vostra salute mentale.

Questa guida fornisce informazioni comprensibili e pratiche su un argomento complesso. Grazie a strumenti digitali autoprodotti che utilizzano anche reti neurali, siamo stati in grado di condurre ricerche approfondite. I contenuti sono stati strutturati in modo ottimale e sviluppati fino alla versione finale per fornire una panoramica ben fondata e facilmente accessibile. Il risultato: ottieni una visione completa e benefici di spiegazioni chiare ed esempi illustrativi. Anche il design visivo è stato ottimizzato attraverso questo metodo avanzato in modo da poter cogliere e utilizzare rapidamente le informazioni.

Ci impegniamo per la massima precisione, ma siamo grati per qualsiasi segnalazione di possibili errori. Visitate il nostro sito web per trovare le ultime correzioni e aggiunte a questo libro. Queste saranno incorporate anche nelle edizioni future.

Speriamo che vi piaccia leggere e scoprire cose nuove! Se avete suggerimenti, critiche o domande, attendiamo il vostro feedback. Solo attraverso uno scambio attivo con voi lettori le future edizioni e opere potranno diventare ancora migliori. Restate curiosi!

Bendis Saage

Saage Media GmbH - Squadra

- www.SaageBooks.com/it
- support@saagemedia.com
- Spinnereistraße 7 - c/o SpinLab – The HHL Accelerator, 04179 Leipzig, Germany

Accesso rapido alla conoscenza

Per garantire un'esperienza di lettura ottimale, desideriamo familiarizzarvi con le caratteristiche principali di questo libro:

- **Struttura Modulare:** Ogni capitolo è autonomo e può essere letto indipendentemente dagli altri.
- **Ricerca Approfondita:** Tutti i capitoli si basano su ricerche approfondite e sono supportati da riferimenti scientifici. I dati mostrati nei diagrammi servono per una migliore visualizzazione e si basano su ipotesi, non sui dati forniti nelle fonti. Un elenco completo delle fonti e dei crediti delle immagini si trova nell'appendice.
- **Terminologia Chiara:** I termini tecnici sottolineati sono spiegati nel glossario.
- **Riassunti dei Capitoli:** Alla fine di ogni capitolo troverete riassunti concisi che vi daranno una panoramica dei punti chiave.
- **Raccomandazioni Concrete:** Ogni sottocapitolo si conclude con un elenco di consigli specifici per aiutarvi a mettere in pratica ciò che avete imparato.

Materiali bonus aggiuntivi sul nostro sito web

Sul nostro sito web pianifichiamo di mettere a disposizione i seguenti materiali esclusivi:

- Contenuti bonus e capitoli aggiuntivi
- Un riepilogo complessivo compatto
- Una versione radiodrammatica. (In pianificazione)

Il sito web è attualmente in costruzione.

www.SaageBooks.com/it/alimentazione_per_il_cervello_e_la_psiche-bonus-JVFMFQ

Indice

- 3. Ottimizzazione delle prestazioni cerebrali
  - 3. 1 Aumento della concentrazione
    - Nutrienti che migliorano le prestazioni
    - Rifornimento energetico
    - Promozione della circolazione sanguigna
  - 3. 2 Supporto alla memoria
    - Migliorare la capacità di memorizzazione
    - Supportare i processi di apprendimento
    - Promuovere la neuroplasticità
  - 3. 3 Resistenza mentale
    - Prestazioni durature
    - Prevenzione dell'affaticamento
    - Promozione della rigenerazione

1. Fondamenti della nutrizione cerebrale

Vi siete mai chiesti perché alcuni alimenti possano influenzare il nostro umore? Il nostro cervello ha bisogno di un apporto preciso di nutrienti per le sue complesse funzioni, proprio come un computer ad alte prestazioni funziona al meglio solo con la giusta alimentazione elettrica. I processi biochimici nel sistema nervoso reagiscono in modo sensibile alla qualità e alla composizione della nostra dieta. La ricerca moderna mostra sempre più le strette connessioni tra alimentazione, metabolismo cerebrale e benessere psicologico. In questo capitolo esploreremo i meccanismi fondamentali che determinano come il cibo controlla il nostro pensiero e le nostre emozioni.

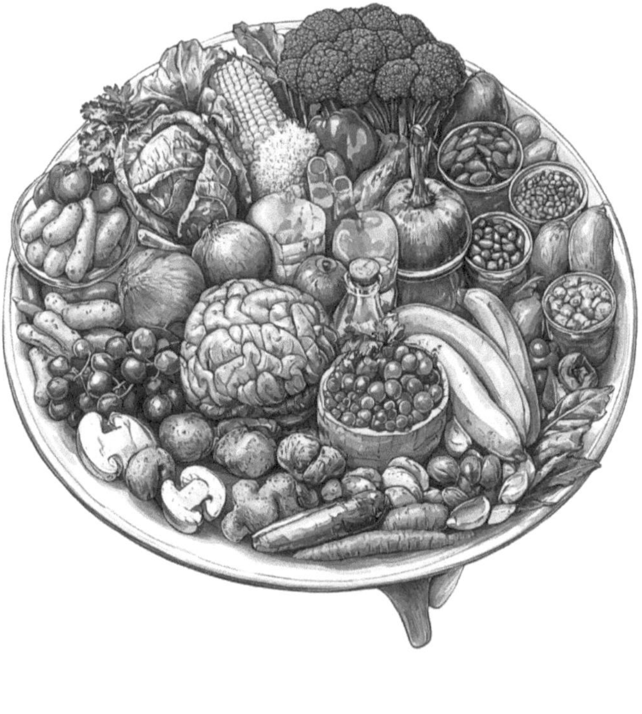

1. 1 Processi biochimici

Neurotrasmettitore, ormone e il metabolismo del cervello sono strettamente legati alla nostra alimentazione. Un'insufficiente fornitura di nutrienti essenziali può influenzare l'umore, il comportamento e le funzioni cognitive. Allo stesso tempo, l'assunzione mirata di determinati nutrienti offre l'opportunità di influenzare positivamente questi processi. Dalla disponibilità di vitamine del gruppo B per la sintesi dei neurotrasmettitori al ruolo dello iodio per gli ormoni tiroidei: i processi biochimici nel cervello reagiscono in modo sensibile alle nostre abitudini alimentari. Anche l'influenza dei macronutrienti come i grassi e l'importanza del livello di zucchero nel sangue per la funzione cerebrale giocano un ruolo cruciale. Scoprite in questo capitolo come potete rafforzare le basi biochimiche per il vostro benessere psicologico attraverso un'alimentazione ottimizzata.

La nutrizione influisce sulla disponibilità di nutrienti, sulla sintesi e sulla funzione di neurotrasmettitori e ormoni, che a loro volta regolano l'umore, il comportamento, le capacità cognitive e i processi metabolici nel cervello.

Neurotrasmettitori e nutrienti

I neurotrasmettitori sono sostanze chimiche che trasmettono segnali tra le cellule nervose, influenzando così il nostro umore, il nostro comportamento e le nostre funzioni cognitive. La sintesi di questi neurotrasmettitori dipende dalla disponibilità di determinati nutrienti nella nostra alimentazione [s1]. Le vitamine del gruppo B giocano un ruolo cruciale. La vitamina B6 è coinvolta nel metabolismo degli amminoacidi e nella formazione dei neurotrasmettitori [s2] [s1]. La vitamina B12 consente la metilazione dell'omocisteina in metionina, un importante componente per la sintesi dei neurotrasmettitori [s1]. L'acido folico supporta la sintesi del DNA e quindi anche la formazione dei neurotrasmettitori, il che è particolarmente rilevante nelle fasi di sviluppo con alta divisione cellulare [s1]. Per garantire un adeguato apporto di queste importanti vitamine del gruppo B, può essere utile un'alimentazione a base di cereali integrali, legumi, verdure a foglia verde e – per la vitamina B12 – prodotti animali o alimenti fortificati. La vitamina C, un importante antiossidante, è anch'essa coinvolta nella sintesi dei neurotrasmettitori [s1]. Inoltre, minerali come zinco e magnesio influenzano la funzione degli enzimi coinvolti nella sintesi e nel metabolismo dei neurotrasmettitori [s1]. Anche altri nutrienti influenzano la produzione di neurotrasmettitori. Gli amminoacidi tirosina e triptofano sono precursori dei neurotrasmettitori norepinefrina e serotonina [s3]. Tuttavia, un aumento della concentrazione di questi amminoacidi nel sangue non porta automaticamente a un aumento della concentrazione nel cervello, poiché competono con altre sostanze per il trasporto attraverso la barriera emato-encefalica [s3]. La colina, presente in uova, carne e pesce, funge da mattoncino per l'acetilcolina, un neurotrasmettitore importante per l'apprendimento e la memoria. Un aumento dell'assunzione di colina può aumentare la concentrazione di acetilcolina nel cervello [s3]. Il glucosio fornisce la parte acetilica per l'acetilcolina e può influenzare il suo rilascio e le funzioni cognitive [s3]. Le vitamine del gruppo B hanno ulteriori funzioni nel sistema nervoso. La vitamina B1 è essenziale per il metabolismo del glucosio, la funzione della membrana nervosa e la sintesi della mielina [s2]. La vitamina B6 ha proprietà neuroprotettive e regola il sistema glutamatergico [s2]. La vitamina B12 è coinvolta nella sintesi del DNA delle cellule che formano mielina e supporta la rigenerazione nervosa [s2]. Una carenza di queste vitamine del gruppo B può portare a malattie neurologiche che possono colpire sia il sistema nervoso centrale che quello periferico [s2].

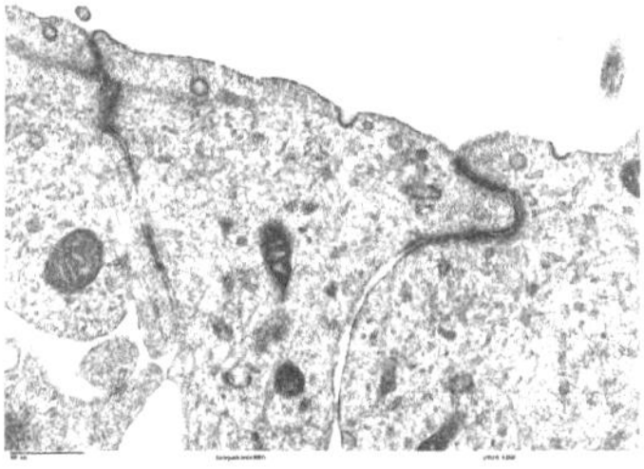

Barriera emato-encefalica [i1]

Funzione della membrana nervosa

La funzione della membrana nervosa si riferisce alla capacità della membrana cellulare delle cellule nervose di generare e trasmettere segnali elettrici, essenziale per la comunicazione tra le cellule nervose.

Metabolismo degli amminoacidi

Il metabolismo degli amminoacidi comprende tutti i processi nel corpo legati alla sintesi, trasformazione e degradazione degli amminoacidi. Gli amminoacidi sono i mattoncini delle proteine e giocano un ruolo importante nella sintesi dei neurotrasmettitori.

Rigenerazione nervosa

La rigenerazione nervosa si riferisce alla capacità del sistema nervoso di riparare o sostituire le cellule nervose danneggiate. Questo processo è importante per il ripristino della funzione nervosa dopo infortuni o malattie.

Sistema glutamatergico

Il sistema glutamatergico è una via di segnalazione importante nel cervello che utilizza il glutammato come neurotrasmettitore ed è coinvolto nei processi di apprendimento, memoria e altre funzioni cognitive.

Efficienza di produzione dei neurotrasmettitori

Impatto della disponibilità di nutrienti sulla produzione di neurotrasmettitori.

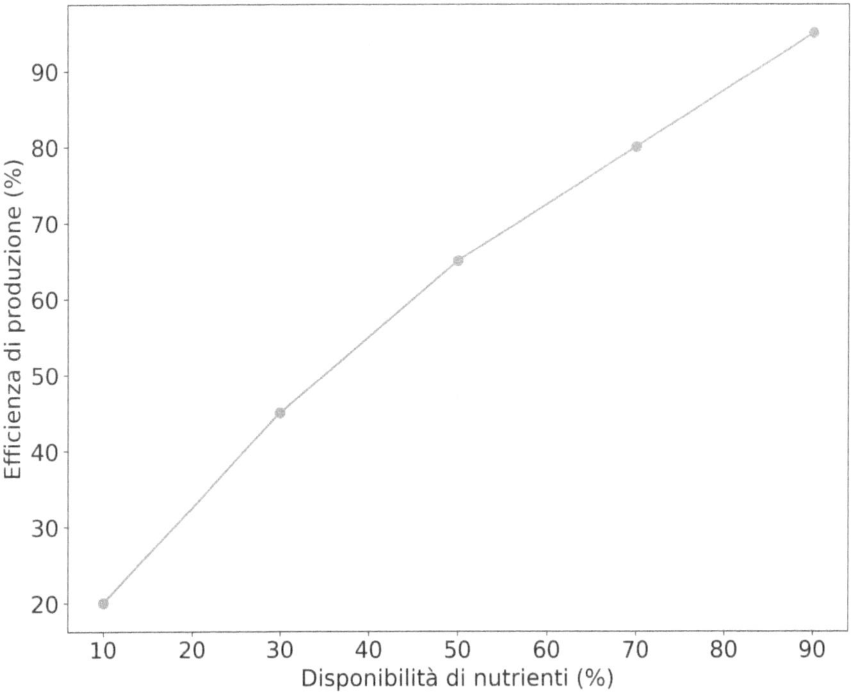

Questo grafico illustra una correlazione positiva tra la disponibilità di nutrienti e l'efficienza di produzione dei neurotrasmettitori. Livelli ottimali di nutrienti portano a una maggiore efficienza, mentre le carenze possono compromettere significativamente la sintesi dei neurotrasmettitori, influenzando potenzialmente l'umore, le capacità cognitive e il benessere mentale generale. Migliorare l'assunzione di nutrienti può influenzare positivamente la produzione di neurotrasmettitori e supportare la salute mentale.

Metabolismo nel cervello

Il metabolismo del cervello è un processo complesso influenzato da una varietà di fattori, tra cui l'apporto di nutrienti. Oltre al glucosio, la principale fonte di energia per il cervello, altri nutrienti sono essenziali per il funzionamento ottimale. [s4] Il ferro, ad esempio, è necessario per la formazione di emoglobina, il trasportatore di ossigeno nel sangue, e per vari enzimi nel cervello. [s5] Un adeguato livello di ferro è quindi importante per l'apporto di ossigeno e l'attività enzimatica nel cervello. Lo iodio, a sua volta, è essenziale per la sintesi di ormoni tiroidei, che regolano lo sviluppo del cervello, in particolare durante l'infanzia. [s5] Una carenza di iodio può portare a compromissioni cognitive, evidenziando l'importanza di un adeguato apporto di iodio. Oltre a questi micronutrienti, anche i macronutrienti influenzano il metabolismo nel cervello. Ad esempio, i grassi, in particolare gli acidi grassi insaturi, abbondanti nella dieta mediterranea, possono ridurre il rischio di compromissioni cognitive. [s6] Lo stile alimentare mediterraneo, ricco di frutta, verdura, olio d'oliva e pesce, ha un effetto positivo sulla flora intestinale, che a sua volta comunica con il cervello attraverso il cosiddetto asse intestino-cervello, influenzandone la funzione. [s6] Anche il modo in cui il cervello produce energia può essere modulato dalla dieta. Mentre il glucosio rappresenta la principale fonte di energia in condizioni normali, il cervello può ricorrere ai corpi chetonici in caso di carenza di glucosio, ad esempio durante il digiuno. [s7] I corpi chetonici si formano nel fegato a partire dagli acidi grassi e possono essere utilizzati dal cervello come fonte alternativa di energia. Diete come la dieta chetogenica, ricca di grassi e povera di carboidrati, promuovono la formazione di corpi chetonici e possono influenzare l'apporto energetico del cervello. [s8] Un ulteriore aspetto è l'influenza della dieta sui processi infiammatori nel cervello. Le infiammazioni croniche possono favorire lo sviluppo di malattie neurodegenerative come l'Alzheimer. [s8] Una

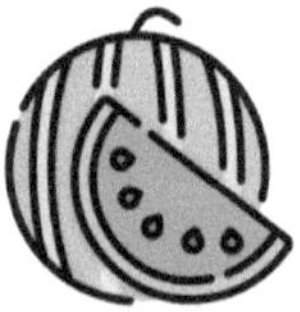

dieta ricca di antiossidanti e nutrienti antinfiammatori può contrastare questi processi. Studi hanno dimostrato che la dieta MIND, una combinazione della dieta mediterranea e della dieta DASH, può ridurre il rischio di Alzheimer. [s8] Il consumo regolare di pesce, ricco di acidi grassi omega-3, è anch'esso associato a una migliore funzione cognitiva e a un rallentamento del declino cognitivo. [s8]

Utile sapere

Acidi grassi insaturi

Gli acidi grassi insaturi, in particolare gli acidi grassi omega-3, sono componenti importanti delle membrane cellulari nel cervello e favoriscono la trasmissione dei segnali tra le cellule nervose. Hanno un effetto antinfiammatorio e possono ridurre il rischio di malattie neurodegenerative.

Dieta mediterranea

La dieta mediterranea, ricca di frutta, verdura, olio d'oliva e pesce, fornisce al cervello una varietà di nutrienti che supportano la funzione cognitiva e la salute mentale. Ha un effetto positivo sulla salute intestinale, che a sua volta influisce sulla funzione cerebrale attraverso l'asse intestino-cervello.

Ormoni tiroidei

Gli ormoni tiroidei influenzano lo sviluppo e la funzione del cervello. Lo iodio è essenziale per la formazione di questi ormoni e una carenza di iodio può portare a compromissioni delle capacità cognitive.

Processi infiammatori

I processi infiammatori cronici nel cervello possono contribuire allo sviluppo di malattie neurodegenerative. Una dieta ricca di antiossidanti e nutrienti antinfiammatori può contrastare questi processi.

Metabolismo Cerebrale e Benessere Mentale

Relazione tra attività cerebrale, consumo energetico e produzione di neurotrasmettitori.

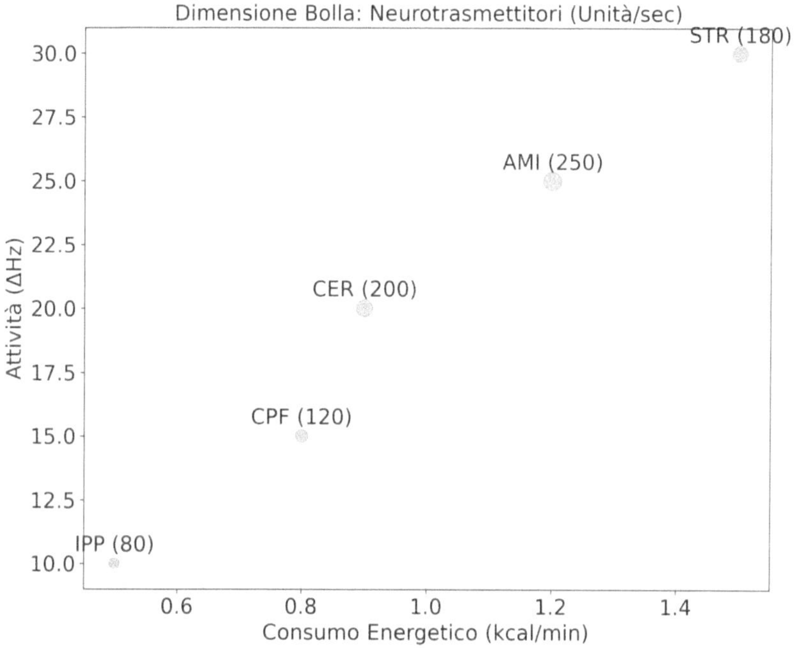

Blasengröße: Neurotras. (Unità/sec)

AMI: Amigdala

CER: Cervelletto

CPF: Corteccia Prefrontale

IPP: Ippocampo

STR: Striato

Un'attività cerebrale più elevata generalmente corrisponde ad un aumento del fabbisogno energetico e ad una maggiore produzione di neurotrasmettitori. Le aree con attività moderata ma elevato consumo energetico potrebbero suggerire un'inefficienza metabolica o specifici processi ad alta intensità energetica. Le regioni con elevata produzione di neurotrasmettitori ma basso consumo energetico potrebbero indicare una neurotrasmissione efficiente o un supporto metabolico localizzato. Questa interazione sottolinea l'importanza di un'alimentazione equilibrata per una funzione cerebrale ottimale e il benessere mentale.

Ormonille Steuerung

Gli ormoni influenzano non solo le funzioni corporee, ma anche la nostra psiche e il nostro comportamento. Agiscono come messaggeri e controllano numerosi processi nel cervello, dallo sviluppo al metabolismo fino all'umore. La disponibilità di determinati nutrienti influisce direttamente sulla produzione e sull'azione degli ormoni, sottolineando l'importanza di una dieta equilibrata per la salute mentale [s9]. Ad esempio, un apporto sufficiente di iodio è essenziale per la sintesi degli ormoni tiroidei, che regolano lo sviluppo del cervello, specialmente durante l'infanzia [s9]. Una carenza di iodio può portare a compromissioni cognitive e mette in evidenza il legame stretto tra alimentazione, ormoni e capacità cognitive. Anche la regolazione dei livelli di zucchero nel sangue è controllata ormonalmente, con cellule nervose specializzate nell'ipotalamo che monitorano i valori di glucosio centrali e periferici [s10]. Questi neuroni nell'ipotalamo influenzano l'assorbimento di glucosio nel corpo attraverso vie di segnalazione ormonale [s10]. Disturbi in questo circuito neuronale possono portare a problemi metabolici come l'intolleranza al glucosio periferico [s10]. Inoltre, l'ormone insulina gioca un ruolo importante nel metabolismo e influisce anche sulle funzioni cerebrali. Il digiuno, che porta a una riduzione dei

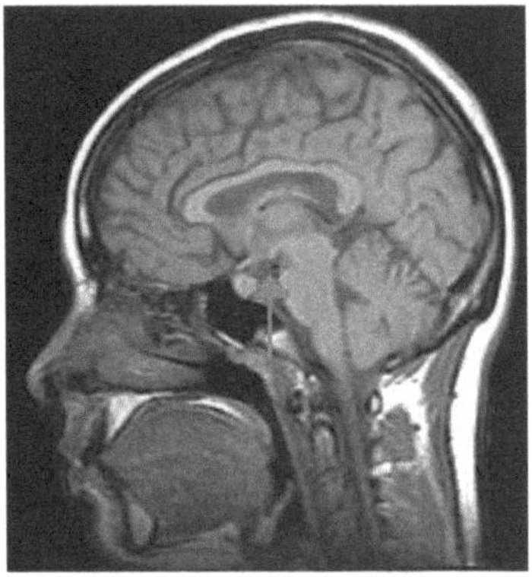

Ipotalamo [i2]

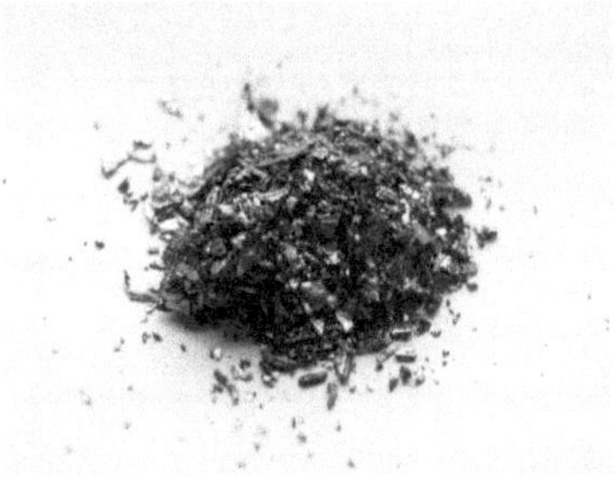

Iodio [i3]

livelli di insulina, attiva reti neuronali e ormoni coinvolti nelle reazioni di adattamento del corpo alla mancanza di cibo [s11]. Oltre all'insulina, anche il fattore di crescita simile all'insulina 1 (IGF-1) viene ridotto dal digiuno, il che è associato a una possibile diminuzione del rischio di cancro e del processo di invecchiamento [s11]. Questi cambiamenti ormonali dovuti al digiuno ottimizzano i processi metabolici e possono avere effetti positivi sulla salute [s11]. Le complesse interazioni tra ormoni, nutrienti e processi neuronali evidenziano come le abitudini alimentari possano influenzare l'equilibrio ormonale e, di conseguenza, promuovere o compromettere la salute mentale e cognitiva. Un apporto nutrizionale adeguato è quindi fondamentale per il corretto funzionamento del sistema ormonale e del cervello.

Utile sapere

Glucosio

Il glucosio è una fonte di energia importante per il cervello e altre cellule del corpo. I livelli di zucchero nel sangue sono regolati da ormoni come l'insulina. Una dieta squilibrata può portare a fluttuazioni dei livelli di zucchero nel sangue e compromettere la funzione cerebrale.

Insulina

L'insulina è un ormone prodotto dal pancreas che regola l'assorbimento del glucosio dal sangue nelle cellule. Svolge un ruolo importante nel metabolismo e influisce anche su funzioni cerebrali come l'apprendimento e la memoria.

Ipotalamo

L'ipotalamo è una regione del cervello che svolge un ruolo importante nella regolazione del metabolismo, dell'equilibrio ormonale e del sistema nervoso autonomo. Controlla, tra l'altro, l'assunzione di cibo, l'equilibrio idrico e la temperatura corporea.

Ormone

Gli ormoni sono messaggeri biochimici che vengono trasportati attraverso il flusso sanguigno a vari organi e tessuti, influenzando specifiche funzioni. Nel cervello, regolano tra l'altro l'umore, l'appetito, il sonno e i processi cognitivi. L'alimentazione può influenzare la produzione e l'azione degli ormoni.

Impatto ormonale sul benessere

Livelli ormonali e loro influenza sull'umore.

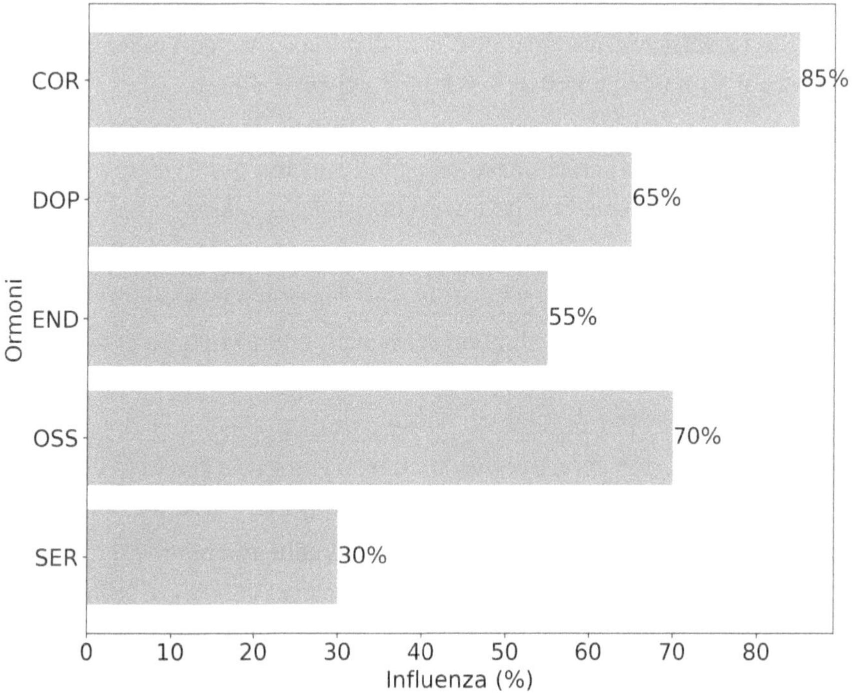

COR: Cortisolo
DOP: Dopamina
END: Endorfine
OSS: Ossitocina
SER: Serotonina

La serotonina mostra la più forte associazione con l'umore, seguita da dopamina e ossitocina. Il cortisolo, pur essendo importante per la risposta allo stress, ha un impatto diretto minore sull'umore in base a questi valori. Le endorfine contribuiscono moderatamente al benessere generale.

Consigli concreti

- Integra regolarmente noci e semi nella tua alimentazione per promuovere l'apporto di acidi grassi essenziali per la sintesi della mielina.
- Varia le tue fonti di proteine per garantire la disponibilità di tutti gli aminoacidi necessari per la sintesi dei neurotrasmettitori.
- Bevi a sufficienza acqua, poiché la disidratazione può influenzare negativamente i processi biochimici nel cervello.
- Fai attenzione a un adeguato apporto di fibre, poiché queste promuovono la salute intestinale e influenzano positivamente la funzione cerebrale in modo indiretto.
- Prepara i tuoi pasti il più freschi possibile per ottimizzare il contenuto nutrizionale e massimizzare l'assunzione di antiossidanti.
- Mangia regolarmente alimenti fermentati come yogurt o crauti per supportare la tua flora intestinale e migliorare la comunicazione attraverso l'asse intestino-cervello.
- Sperimenta con spezie come curcuma o zenzero, che possiedono proprietà antinfiammatorie e possono supportare la salute cerebrale.
- Incorpora regolarmente l'esercizio fisico nella tua routine quotidiana per promuovere la circolazione sanguigna nel cervello e ottimizzare l'apporto di nutrienti.
- Assicurati di avere sufficiente riposo e sonno, poiché durante questi periodi avvengono importanti processi di rigenerazione nel cervello.
- Evita alimenti altamente trasformati e zuccheri raffinati, poiché possono influenzare negativamente i livelli di zucchero nel sangue e promuovere processi infiammatori.

1. 2 Basi di medicina nutrizionale

L'assunzione di nutrienti, la digestione e l'utilizzo influenzano in modo significativo le funzioni neuronali e la plasticità sinaptica. I nutrienti essenziali, le vitamine, i minerali e i macronutrienti agiscono direttamente sugli ormoni e sui fattori neurotrofici, che a loro volta regolano i processi cognitivi e le emozioni. Un apporto insufficiente o disturbi di assorbimento possono causare problemi di salute, mentre un apporto ottimale di nutrienti costituisce la base per il benessere psicologico. Il tratto digestivo scompone il cibo nei suoi componenti, che vengono poi utilizzati dal corpo. Dalla scissione enzimatica in bocca fino all'assorbimento dei nutrienti nell'intestino tenue, ogni passaggio gioca un ruolo cruciale per il rifornimento del cervello. La malnutrizione, ma anche una dieta squilibrata, possono compromettere le capacità cognitive e l'equilibrio emotivo. Questo capitolo fornisce le conoscenze di base necessarie in nutrizione clinica per comprendere le complesse interrelazioni tra alimentazione e salute mentale. Scoprite come un apporto mirato di nutrienti può influenzare positivamente il vostro benessere psicologico.

Un apporto ottimale di nutrienti, specialmente in fasi di sviluppo sensibili come la gravidanza e la prima infanzia, è fondamentale per lo sviluppo sano del cervello e il benessere psicologico a lungo termine.

Assunzione di nutrienti

L'assunzione di nutrienti, il processo attraverso il quale il corpo estrae e utilizza i nutrienti necessari dal cibo, avviene principalmente nel sistema digestivo. [s12] Il cibo viene sminuzzato meccanicamente e chimicamente, iniziando dalla bocca e continuando nello stomaco. Nell'intestino tenue, in particolare attraverso i villi intestinali, i nutrienti entrano infine nel flusso sanguigno. [s12] Ci sono sia nutrienti che il corpo può sintetizzare autonomamente, sia nutrienti essenziali che devono essere forniti attraverso l'alimentazione. Tra questi ultimi ci sono alcune vitamine, minerali, aminoacidi e acidi grassi. [s12] Il tipo di nutrienti assunti influisce direttamente sulle funzioni neuronali e sulla plasticità sinaptica, regolando ormoni e fattori neurotrofici. [s13] Ad esempio, gli acidi grassi omega-3 possono promuovere la funzione cognitiva, mentre un alto consumo di acidi grassi saturi può avere effetti negativi sulla elaborazione cognitiva. [s13] Gli ormoni leptina, grelina, GLP-1 e insulina influenzano anch'essi le funzioni cognitive e le emozioni. [s13] I nutrienti possono essere suddivisi in macronutrienti e micronutrienti. [s14] [s15] I macronutrienti come carboidrati, proteine e grassi forniscono energia e costituiscono i mattoni fondamentali del corpo. [s12] [s15] Vengono assorbiti nel flusso sanguigno attraverso la digestione enzimatica e specifici trasportatori. [s15] I carboidrati servono come principale fonte di energia e dovrebbero costituire il 45-65% dell'apporto energetico. [s15] Le proteine sono essenziali per la struttura e la funzione cellulare, con una dose giornaliera raccomandata di 0,8-1 grammi per chilogrammo di peso corporeo. [s15] I grassi sono la principale fonte di energia e dovrebbero costituire il 20-35% dell'apporto energetico giornaliero. [s15] I micronutrienti, vitamine e minerali, sono necessari per diverse funzioni corporee. [s12] [s15] Le vitamine sono suddivise in vitamine idrosolubili (vitamine del gruppo B e vitamina C) e vitamine liposolubili (vitamine A, D, E e K). [s15] I minerali sono classificati in macro (oltre 100 mg/giorno) e micro-minerali (sotto 100 mg/giorno) a seconda delle necessità. [s15] La loro biodisponibilità dipende da fattori come la forma del nutriente, altri componenti alimentari e la fisiologia individuale. [s15] Una carenza di nutrienti, sia per insufficiente apporto, fattori ambientali o malattie, aumenta il rischio di diverse patologie. [s14] Le carenze di micronutrienti possono portare a malattie croniche come cancro, osteoporosi e malattie cardiovascolari. [s14] La malnutrizione da proteine e energia può avere conseguenze gravi come marasma e kwashiorkor. [s14] Per evitare una carenza, si può considerare un'integrazione mirata. [s14] Oltre alla composizione dei nutrienti, anche l'assunzione di liquidi è cruciale. L'acqua è essenziale e anche una leggera disidratazione può compromettere le prestazioni fisiche e cognitive. [s16] L'assunzione di acqua è regolata da un complesso sistema di controlli fisiologici, in cui i reni giocano un ruolo fondamentale. [s16] La quantità di liquidi necessaria varia a seconda dell'età, del sesso e dell'attività fisica e dovrebbe essere considerata in relazione al fabbisogno energetico. [s16] Un atleta con un alto dispendio energetico ha quindi bisogno di più liquidi rispetto a una persona meno attiva. L'assunzione di liquidi avviene non solo attraverso le bevande, ma anche attraverso il cibo solido. [s16] Restrizione calorica può promuovere la plasticità sinaptica e ridurre i danni ossidativi nel cervello. [s13] È importante comprendere le interazioni tra alimentazione, bilancio energetico e funzioni cognitive per valutare gli effetti degli alimenti sulla salute cerebrale. [s13] Una dieta equilibrata, che consideri sia i macronutrienti che i micronutrienti, è quindi fondamentale per la salute fisica e mentale.

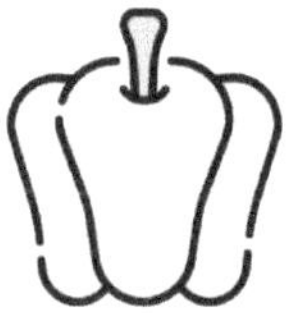

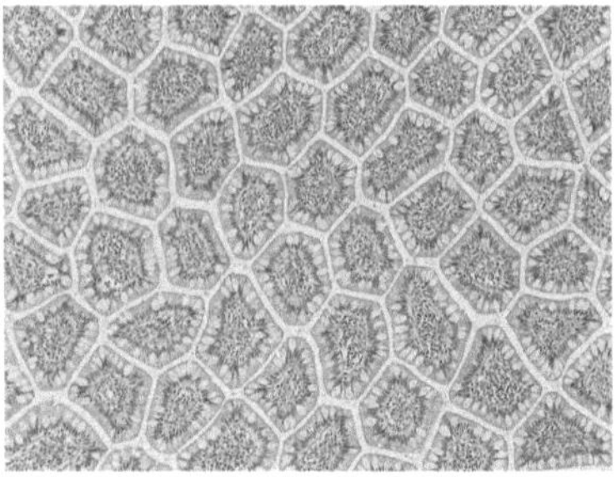

villi intestinali [i4]

Utile sapere

Nutrienti essenziali

I nutrienti essenziali sono sostanze vitali che il corpo non può produrre autonomamente e devono quindi essere assunti attraverso l'alimentazione. Per la salute cerebrale, alcune vitamine (ad es. vitamine del gruppo B), minerali (ad es. magnesio, zinco), aminoacidi e acidi grassi (ad es. acidi grassi omega-3) sono essenziali. Una carenza di questi nutrienti può portare a compromissioni delle funzioni cognitive e della salute mentale.

Plasticità sinaptica

La plasticità sinaptica descrive la capacità del cervello di modificare la forza delle connessioni tra le cellule nervose (sinapsi). Questa adattabilità è alla base dell'apprendimento e della memoria. L'alimentazione gioca un ruolo importante nella plasticità sinaptica, influenzando la disponibilità di neurotrasmettitori e la formazione di nuove sinapsi.

Restrizione calorica

La restrizione calorica, nota anche come restrizione delle calorie, si riferisce a una riduzione dell'apporto calorico senza malnutrizione. Studi dimostrano che una moderata restrizione calorica può avere effetti positivi sulla salute cerebrale, promuovendo la neurogenesi e aumentando la resilienza allo stress ossidativo.

Assunzione di macronutrienti per la salute del cervello

Distribuzione ottimale dei macronutrienti per il benessere mentale.

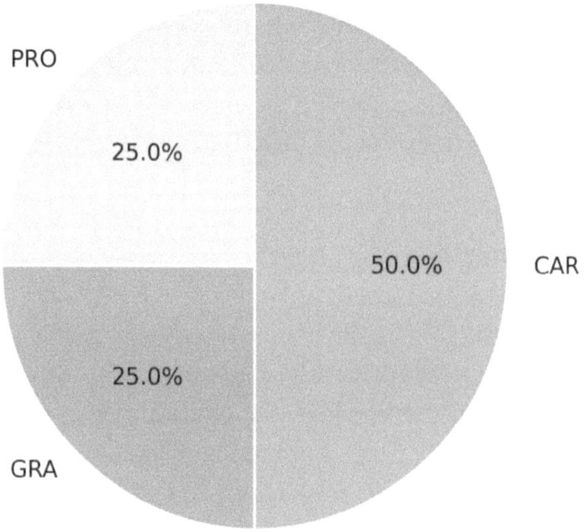

- CAR: Carboidrati complessi
- GRA: Grassi sani
- PRO: Proteine

Questo grafico visualizza un esempio di una distribuzione bilanciata di macronutrienti che può supportare la funzione cognitiva e il benessere mentale. Una maggiore proporzione di carboidrati complessi fornisce energia sostenuta al cervello, mentre un'adeguata quantità di proteine supporta la produzione di neurotrasmettitori. I grassi sani sono cruciali per la struttura e la funzione del cervello. Questo equilibrio può contribuire a migliorare l'umore, la concentrazione e la chiarezza mentale generale. Le esigenze individuali possono variare.

Digestioneprocessi

La digestione, la complessa scomposizione e assorbimento dei componenti alimentari, influisce in modo significativo sulla nostra salute e sul nostro benessere. Nel tratto gastrointestinale, il cibo viene sminuzzato meccanicamente, attraverso la masticazione e le contrazioni muscolari, e chimicamente, tramite enzimi e acidi. Questo processo inizia già in bocca, dove il cibo viene mescolato con la saliva e parzialmente digerito. [s17] Nello stomaco, il cibo viene ulteriormente scomposto e mescolato con il succo gastrico, prima di entrare nell'intestino tenue. Qui avviene la maggior parte dell'assorbimento dei nutrienti. La mucosa intestinale, con le sue numerose villosità e microvilli, aumenta enormemente la superficie e consente così un'assorbimento efficiente dei nutrienti nel flusso sanguigno. Questi nutrienti, tra cui macronutrienti come carboidrati, proteine e grassi, così come micronutrienti come vitamine e minerali, sono essenziali per innumerevoli funzioni corporee, dalla produzione di energia alla costruzione di cellule e tessuti. [s17] Una fornitura insufficiente di questi nutrienti, sia per malnutrizione, disturbi di assorbimento o fattori genetici, può portare a gravi problemi di salute. [s17] Ad esempio, una carenza prolungata di micronutrienti può aumentare il rischio di malattie croniche come l'osteoporosi o problemi cardiovascolari. Soprattutto in età infantile, un'ottimale fornitura di nutrienti è cruciale per lo sviluppo. Il latte materno offre qui la composizione ideale di nutrienti, comprese particolari connessioni zuccherine (oligosaccaridi del latte umano), che promuovono la crescita di batteri intestinali utili e rafforzano il sistema immunitario. [s18] Anche i grassi contenuti nel latte materno, in particolare grassi polinsaturi a catena lunga, sono fondamentali per lo sviluppo del cervello e del sistema nervoso. [s18] L'adattamento individuale della dieta, tenendo conto dell'età, del livello di attività e delle preferenze culturali, è quindi la chiave per un'ottimale fornitura di nutrienti e, di conseguenza, per una salute e un benessere a

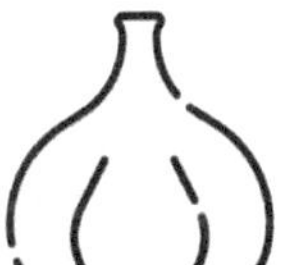

lungo termine. [s19] Una dieta ricca di frutta, verdura, cereali integrali e proteine magre, combinata con un'adeguata attività fisica e un'adeguata assunzione di liquidi, pone le basi per una digestione sana e un'ottimale fornitura di nutrienti.

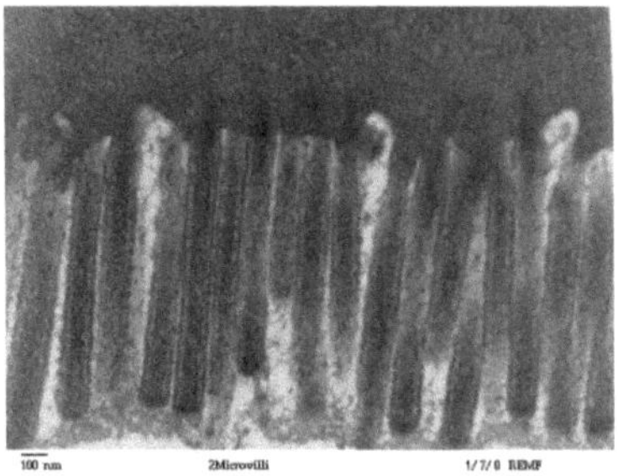

Microvilli [i5]

Disturbi di assorbimento

I disturbi di assorbimento sono condizioni in cui il corpo non riesce ad assorbire correttamente i nutrienti dal cibo. Questo può portare a carenze nutrizionali che possono influenzare negativamente la salute del cervello e la funzione psicologica.

Grassi polinsaturi a catena lunga

I grassi polinsaturi a catena lunga, come gli acidi grassi Omega-3 e Omega-6, sono essenziali per lo sviluppo del cervello e del sistema nervoso. Sono parte delle membrane cellulari e svolgono un ruolo nella trasmissione dei segnali nel cervello.

Macronutrienti

I macronutrienti sono nutrienti di cui il corpo ha bisogno in grandi quantità per produrre energia. Questi includono carboidrati, proteine e grassi. Svolgono un ruolo importante nella funzione cerebrale, fornendo energia e fungendo da mattoni per le membrane cellulari e i neurotrasmettitori.

Oligosaccaridi del latte umano

Gli oligosaccaridi del latte umano sono zuccheri complessi presenti nel latte materno e agiscono come prebiotici. Promuovono la crescita di batteri intestinali utili, che possono influenzare positivamente lo sviluppo del sistema immunitario e la crescita del cervello del neonato.

Tassi di assorbimento dei nutrienti

Confronto dei tassi di assorbimento dei nutrienti.

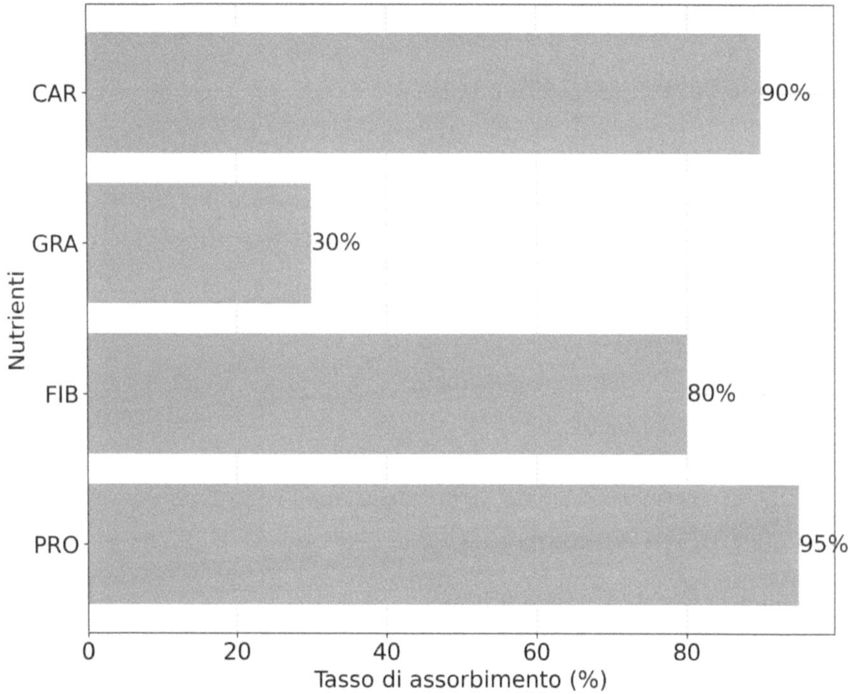

CAR: Carboidrati

GRA: Grassi

FIB: Fibre

PRO: Proteine

I carboidrati mostrano il più alto tasso di assorbimento, seguiti da vicino dalle proteine. I grassi mostrano un tasso di assorbimento moderatamente alto, mentre le fibre dimostrano il più basso assorbimento, suggerendo il loro ruolo cruciale nella salute digestiva promuovendo la regolarità e la sazietà.

Meccanismi di utilizzo

I meccanismi di utilizzo descrivono come il corpo estrae i nutrienti dagli alimenti e li utilizza per diverse funzioni. Questi processi sono complessi e dipendono da numerosi fattori, tra cui il tipo di alimento, la predisposizione genetica individuale e l'interazione tra vari organi. [s20] La disponibilità di determinati nutrienti influisce sui processi cognitivi e sulle emozioni, regolando la produzione di ormoni e neurotrophen_faktoren nel cervello. Gli acidi grassi omega-3, ad esempio, favoriscono la funzione sinaptica e possono influenzare positivamente le prestazioni cognitive. [s20] Oltre al tipo di nutrienti, anche il momento dell'assunzione è cruciale, specialmente nelle fasi di sviluppo sensibili. Una carenza di ferro nella prima infanzia può, ad esempio, comportare compromissioni cognitive a lungo termine, difficili da correggere con interventi successivi. [s21] Pertanto, un apporto precoce e adeguato di essenziellen_naehrstoffen, in particolare durante la gravidanza e i primi anni di vita, è di particolare importanza per lo sviluppo sano del cervello. Una dieta povera di proteine e calorie in questo periodo può portare a disturbi della crescita e a uno sviluppo neuronale ridotto. [s21] Per garantire un apporto ottimale di nutrienti e minimizzare il rischio di carenze, è consigliabile seguire una dieta equilibrata e varia. Questa dovrebbe includere frutta, verdura, cereali integrali e fonti proteiche magre. Inoltre, in alcuni casi, come in

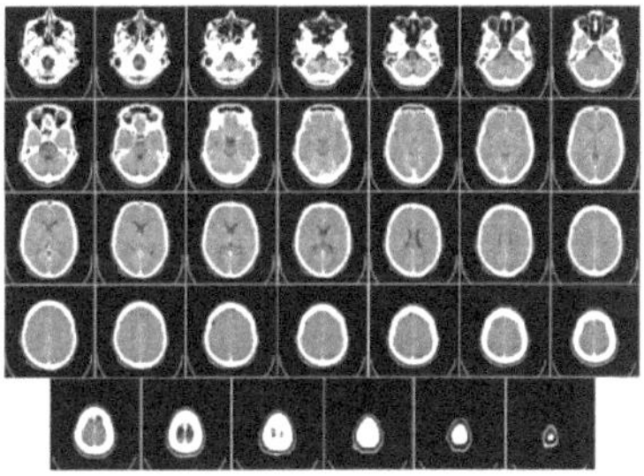

Cervello [i6]

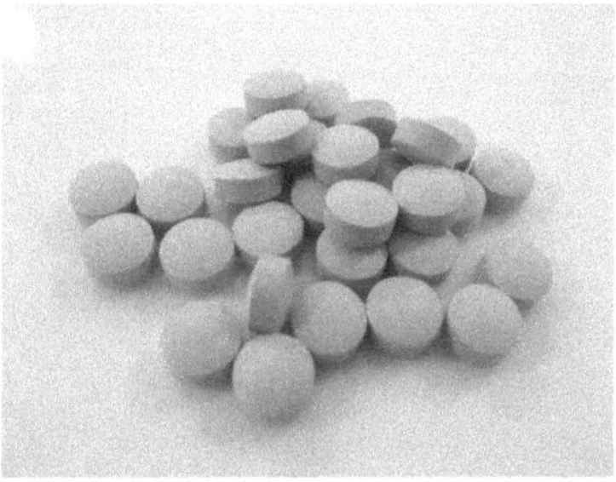

Integratori alimentari [i7]

presenza di un fabbisogno aumentato o di carenze accertate, può essere utile l'assunzione mirata di integratori alimentari. In questo caso, è consigliabile una consulenza da parte di professionisti medici per garantire una supplementazione individuale e adeguata.

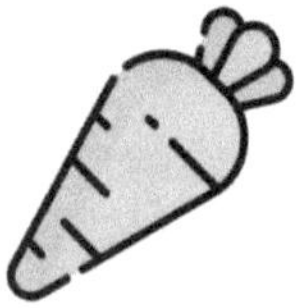

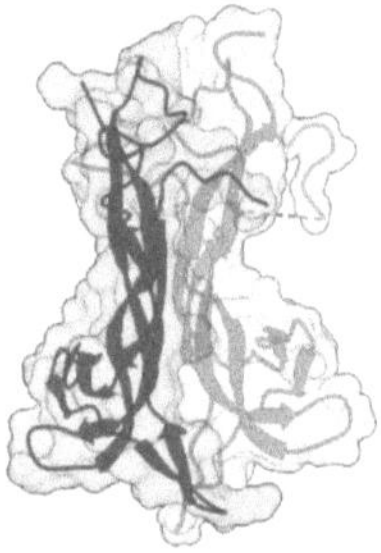

Fattore neurotrofico [i8]

Utile sapere

Integratori alimentari

Gli integratori alimentari possono contribuire a compensare le carenze nutrizionali e ottimizzare l'apporto di determinate vitamine, minerali o altri nutrienti importanti. Tuttavia, dovrebbero essere utilizzati in modo mirato e in consultazione con un medico o un nutrizionista.

Processi cognitivi

I processi cognitivi, come memoria, attenzione e presa di decisione, sono strettamente legati all'apporto di nutrienti nel cervello. Una dieta ottimale può supportare questi processi e migliorare le prestazioni mentali.

Efficienza di utilizzo dei nutrienti

Impatto della salute dell'intestino sull'assorbimento e l'utilizzo dei nutrienti per il benessere mentale.

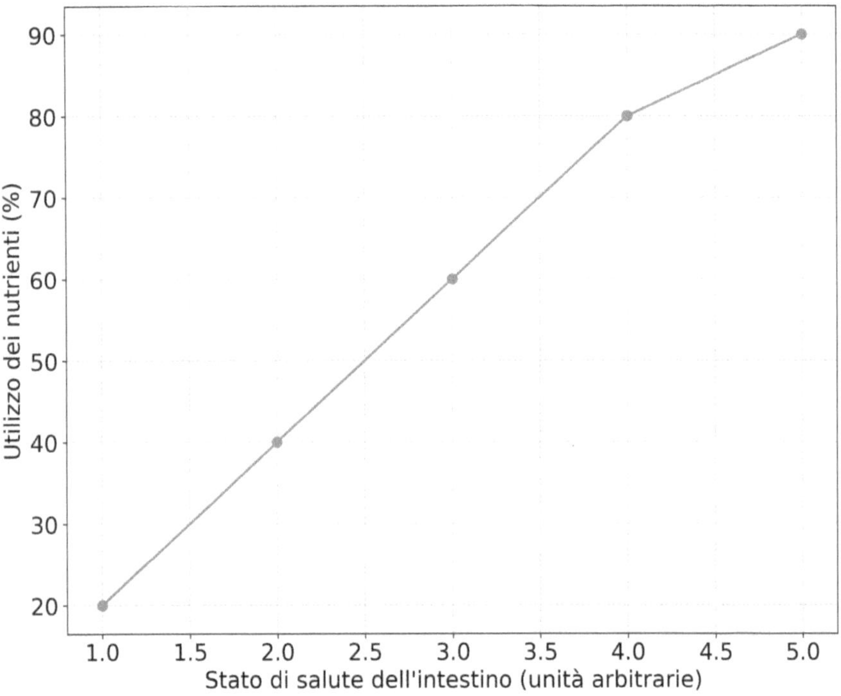

Questo grafico illustra come diversi livelli di salute dell'intestino possono influenzare l'efficienza dell'assorbimento e dell'utilizzo dei nutrienti. Una salute intestinale ottimale corrisponde a tassi di utilizzo più elevati, massimizzando i benefici dei nutrienti ingeriti per la funzione cerebrale e la regolazione dell'umore. Al contrario, una salute intestinale compromessa porta a un utilizzo ridotto, contribuendo potenzialmente a carenze nutrizionali e influenzando il benessere mentale. Ciò sottolinea l'importanza di mantenere un intestino sano per una biodisponibilità ottimale dei nutrienti e per la salute mentale.

Consigli concreti

- Consuma alimenti di diversi colori per garantire una vasta gamma di fitonutrienti per il metabolismo cerebrale.
- Combina alimenti ricchi di ferro con alimenti contenenti vitamina C per migliorare l'assorbimento del ferro per l'apporto di ossigeno al cervello.
- Pianifica i tuoi pasti in anticipo per evitare decisioni impulsive e poco salutari e per supportare la salute del tuo cervello a lungo termine.
- Acquista prodotti stagionali e locali per aumentare la densità nutrizionale dei tuoi alimenti per un'ottimale funzione cerebrale.
- Integra i legumi nella tua dieta per fornire ai tuoi neuroni carboidrati complessi e minerali essenziali.
- Bevi tè verde per supportare la concentrazione e la memoria grazie agli antiossidanti contenuti.
- Scopri la varietà di bacche locali per proteggere il tuo cervello con preziose vitamine e fitonutrienti.
- Prenditi il tempo per i tuoi pasti e mangia consapevolmente per ottimizzare la digestione e l'assorbimento dei nutrienti per il tuo cervello.
- Prova nuove varietà di verdure e frutta sconosciute per ampliare l'apporto nutrizionale per la salute cerebrale.
- Fai attenzione alla qualità dei tuoi grassi e preferisci oli extravergini per rafforzare le membrane cellulari dei tuoi neuroni.
- Confrontati con altri sulla nutrizione sana e lasciati ispirare per ottenere nuovi stimoli per la salute del tuo cervello.

1. 3 Interazioni

Le complesse interazioni tra alimentazione, intestino, sistema immunitario e psiche influenzano in modo significativo il nostro benessere psicologico. Dallo sviluppo prenatale fino all'età adulta, l'alimentazione modella la nostra flora intestinale, la funzione immunitaria e l'attività neuronale. Questi legami multifaceted possono contribuire sia alla stabilità psicologica che a malattie. Una dieta squilibrata può favorire processi infiammatori e influenzare negativamente l'asse intestino-cervello, mentre un apporto mirato di nutrienti può avere effetti positivi sull'umore, sul comportamento e sulle capacità cognitive. Tuttavia, le reazioni individuali ai fattori nutrizionali sono complesse e dipendono da vari fattori. Scoprite in questo capitolo come una migliore comprensione di queste interazioni possa influenzare positivamente la vostra salute mentale.

La salute dell'intestino, del cervello e del sistema immunitario è strettamente interconnessa e influenzata in modo significativo dall'alimentazione, a partire dal grembo materno.

Asse intestino-cervello

L'intestino e il cervello comunicano intensamente tra loro attraverso il cosiddetto asse intestino-cervello. Questa comunicazione influisce non solo sulla nostra digestione, ma anche sul nostro umore, comportamento e persino sulle nostre capacità cognitive [s22]. Una rete complessa di vie nervose, ormoni e cellule immunitarie media lo scambio di informazioni tra intestino e cervello. Un attore importante in questo sistema è la flora intestinale, una comunità di trilioni di microrganismi che colonizzano il nostro intestino. La composizione di questa flora influisce sulla produzione di neurotrasmettitori come la serotonina o il GABA, che a loro volta influenzano il nostro umore e comportamento [s23]. Una flora intestinale squilibrata, ad esempio a causa di una dieta ricca di alimenti altamente trasformati, può portare a una disbiosi [s22]. Questa disbiosi può promuovere infiammazioni croniche, che a loro volta sono associate a malattie neuropsichiatriche. Un cambiamento nella dieta che promuove la formazione di una flora intestinale sana può alleviare questa situazione. Alimenti ricchi di fibre, ad esempio, nutrono i batteri utili nell'intestino e contribuiscono così a una flora intestinale equilibrata. Inoltre, alcuni nutrienti, come descritto nella fonte [s24], possono avere effetti positivi sulla memoria e sull'umore. La sostanza X promuove lì la proliferazione neuronale nell'ippocampo e riduce lo stress ossidativo. Essa agisce in modo neuroprotettivo e può ridurre i danni neuronali causati dallo stress ossidativo [s24]. L'assunzione di X può, secondo studi su ratti, alleviare sintomi depressivi e cambiamenti comportamentali legati allo stress, regolando l'asse HPA e aumentando i livelli di BDNF [s24]. L'asse HPA, noto anche come asse ipotalamo-ipofisi-surrene, è un sistema importante per la regolazione dello stress. Anche l'isolamento sociale influisce su questo sistema e sui sistemi neurotrasmettitoriali associati [s25]. L'isolamento sociale, sia acuto che cronico, aumenta l'attività dell'asse HPA e i livelli di cortisosterone associati [s25]. Cambiamenti a lungo termine nel turnover della serotonina e nella sensibilità dei recettori della dopamina possono esserne la conseguenza [s25]. L'isolamento sociale precoce può persino provocare cambiamenti irreversibili nello sviluppo neuronale e nella mielinizzazione, con effetti negativi sulle funzioni cognitive [s25]. Anche il cibo gioca un ruolo nella regolazione emotiva, sia per chi mangia che per chi offre il cibo [s26]. La qualità delle prime offerte alimentari influisce sulla regolazione emotiva nella vita successiva e può portare a disturbi alimentari [s26]. Utilizzare le offerte alimentari come supporto emotivo può avere conseguenze sia funzionali che disfunzionali, specialmente se sostituisce altre forme di supporto [s26]. Il nervo vago, una parte importante dell'asse intestino-cervello, trasmette informazioni sullo stato dell'intestino al cervello [s22]. Pertanto, il rafforzamento della flora intestinale attraverso cambiamenti nella dieta può essere un approccio promettente per alleviare i sintomi delle malattie mentali [s22].

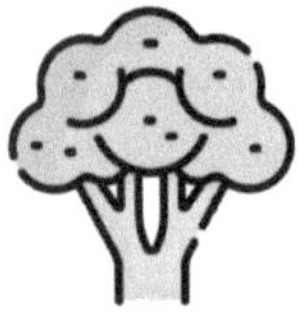

Utile sapere

Neurotrasmettitore

I neurotrasmettitori sono messaggeri chimici che trasmettono segnali tra le cellule nervose nel cervello e in tutto il corpo. Svolgono un ruolo importante nella regolazione dell'umore, del comportamento, del sonno, dell'appetito e di molte altre funzioni corporee. La flora intestinale può influenzare la produzione di determinati neurotrasmettitori.

Proliferazione neuronale

La proliferazione neuronale descrive la formazione di nuove cellule nervose nel cervello. Questo processo è importante per lo sviluppo del cervello e per i processi di apprendimento.

Recettore della dopamina

I recettori della dopamina sono proteine sulla superficie delle cellule nervose coinvolte nelle vie di segnalazione della dopamina. La dopamina gioca un ruolo importante nella motivazione, nella ricompensa e nel controllo motorio. Cambiamenti nella sensibilità dei recettori della dopamina possono contribuire a varie malattie neurologiche e psichiatriche.

Interazioni intestino-cervello-sistema immunitario

Impatto delle interazioni intestino-cervello-sistema immunitario sul benessere.

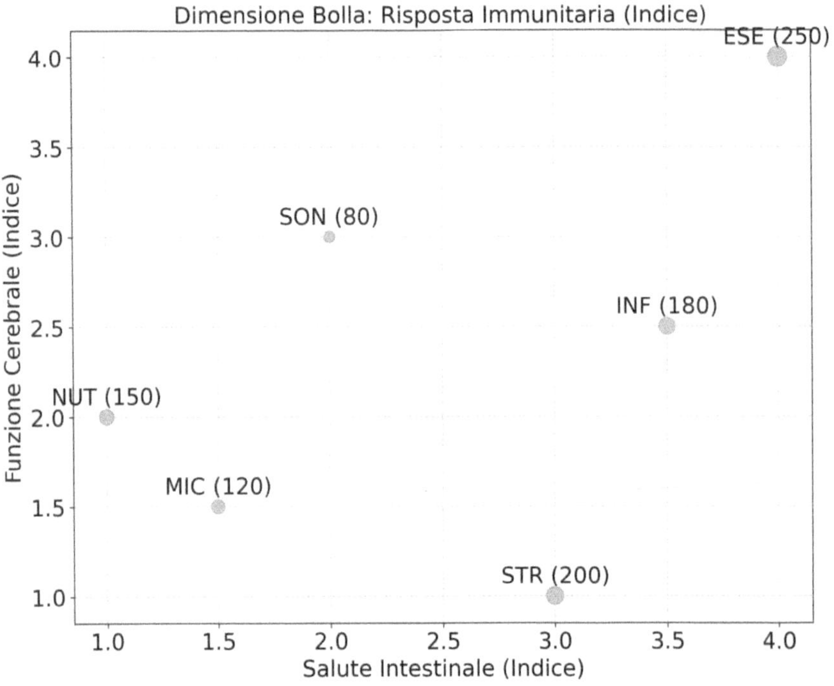

Blasengröße: Risposta Immunitaria (Indice)

ESE: Esercizio

INF: Infiammazione

MIC: Microbioma

NUT: Nutrizione

SON: Sonno

STR: Stress

Questo grafico visualizza la complessa interazione tra salute intestinale, funzione cerebrale e risposta immunitaria. Bolle più grandi indicano una maggiore influenza sul benessere generale. Notare l'impatto variabile tra i diversi fattori, suggerendo che un approccio olistico che affronti tutte e tre le aree è cruciale per un benessere ottimale.

Sistema immunitario

Il sistema immunitario, una rete complessa di cellule, tessuti e organi, protegge il corpo dagli agenti patogeni. La sua sviluppo e funzione sono influenzati in modo significativo dalla nutrizione, a partire dal grembo materno. Una dieta ricca di nutrienti durante la gravidanza può promuovere in modo duraturo lo sviluppo del sistema immunitario del bambino [s27] [s28]. Un'insufficiente fornitura di nutrienti essenziali in questa fase, in particolare nei primi 1.000 giorni dopo il concepimento, può indebolire le difese immunitarie del bambino e aumentare la suscettibilità alle infezioni nella vita successiva [s27] [s28]. L'allattamento al seno amplifica ulteriormente questo effetto positivo, poiché il latte materno contiene, oltre a importanti nutrienti, anche anticorpi e cellule immunitarie che proteggono il neonato nei primi mesi di vita [s29]. Questi componenti immunologici del latte materno riducono il rischio e la gravità di malattie come le infezioni respiratorie o le allergie rispetto al latte artificiale [s29]. Anche in età adulta, la nutrizione influisce sulla risposta immunitaria. Una dieta con un alto contenuto di acidi grassi saturi e calorie può aumentare i processi infiammatori nel corpo e avere effetti negativi sulla salute del cervello [s30]. Al contrario, una dieta con proprietà antinfiammatorie, ad esempio ricca di frutta, verdura e omegafettsaeuren, può regolare l'attivazione immunitaria e persino alleviare i sintomi depressivi [s30]. È importante notare che le reazioni individuali ai fattori nutrizionali possono variare a causa di fattori personali come lo stress o le malattie preesistenti [s30].

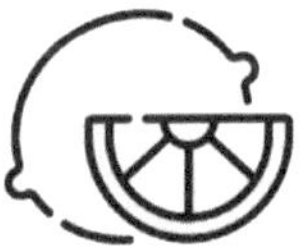

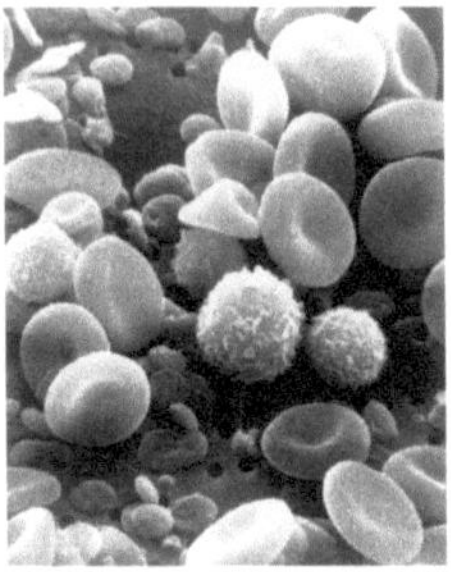

Cellule immunitarie [i9]

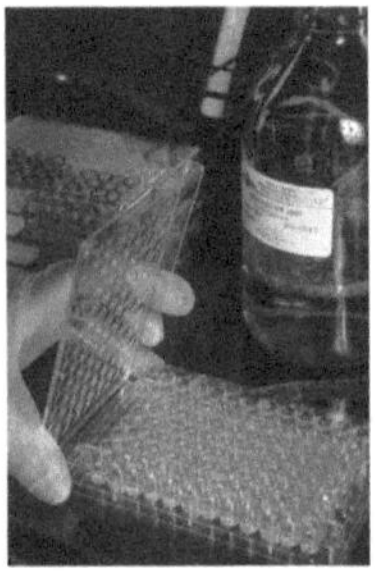

Anticorpo [i10]

Utile sapere

Anticorpi

Proteine specifiche prodotte dal sistema immunitario per combattere gli agenti patogeni. La loro produzione è influenzata dall'apporto nutrizionale, il che può avere ripercussioni sulla salute mentale.

Processi infiammatori

Reazioni del sistema immunitario a lesioni o infezioni. I processi infiammatori cronici, che possono essere esacerbati da una dieta poco salutare, sono correlati a disturbi psicologici.

Cellule immunitarie

Cellule del sistema immunitario che riconoscono e combattono gli agenti patogeni. La funzione di queste cellule è influenzata dalla nutrizione, il che può a sua volta influenzare la suscettibilità ai disturbi psicologici.

Sistema immunitario

Il sistema immunitario è in costante interazione con l'intestino e il cervello. Le infiammazioni nel corpo, regolate dal sistema immunitario, possono influenzare la psiche e viceversa.

Impatto della Dieta sugli Indicatori Immunitari

Livelli Relativi degli Indicatori Immunitari

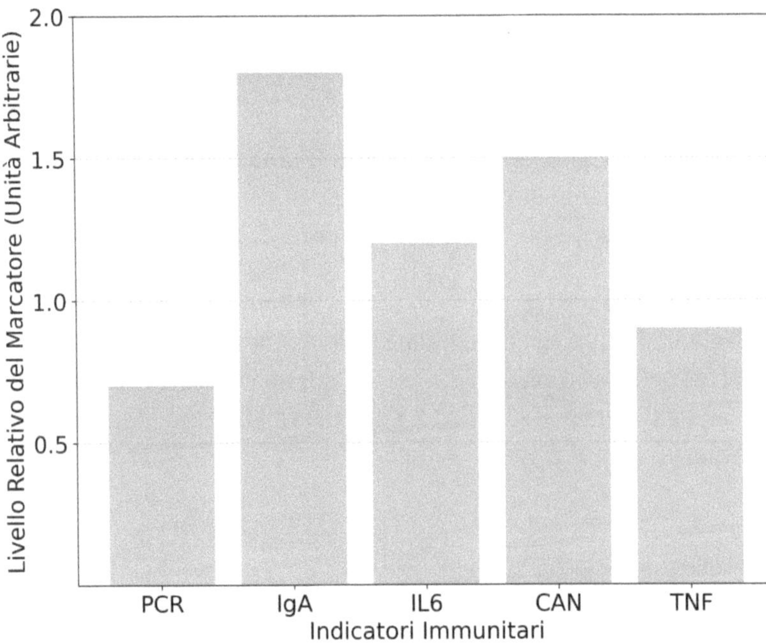

CAN: Attività delle Cellule NK

IgA: IgA Secretorie

IL6: Interleuchina-6

PCR: Proteina C-Reattiva

TNF: TNF-alfa

Questo grafico illustra la potenziale influenza degli interventi dietetici su indicatori immunitari chiave. Livelli più elevati di marcatori benefici come le IgA e livelli più bassi di marcatori infiammatori come la PCR suggeriscono un impatto positivo sulla funzione immunitaria e una riduzione dell'infiammazione sistemica. Sebbene queste differenze evidenzino potenziali benefici, sono necessarie ulteriori ricerche per stabilire relazioni causali e strategie dietetiche ottimali per le esigenze individuali.

Consigli concreti

- Aumenta la tua concentrazione preparando un piatto con alimenti prebiotici come il topinambur dopo aver studiato, per influenzare positivamente la flora intestinale e supportare così l'elaborazione delle informazioni.
- Mangia insieme a amici e familiari per sfruttare l'effetto positivo dei pasti condivisi sulla regolazione dello stress e quindi sulla salute del cervello.
- Varia le tue pietanze in modo ritmico, ad esempio privilegiando in alcuni giorni alimenti con effetto antinfiammatorio e in altri giorni alimenti che stimolano la flora intestinale, per ottimizzare le interazioni nel corpo.
- Sfrutta gli effetti positivi dei tocchi e dei massaggi per stimolare la produzione di ossitocina, che influisce positivamente sull'asse intestino-cervello e riduce lo stress.
- Respira profondamente e consapevolmente prima di mangiare, per stimolare il nervo vago e migliorare così la digestione e la comunicazione tra intestino e cervello.
- Sperimenta con sostanze amare nella tua alimentazione per stimolare la produzione di succhi digestivi e ottimizzare così l'assorbimento dei nutrienti per il cervello.
- Impara a distinguere la fame dall'appetito e mangia solo quando il tuo corpo ha realmente bisogno di energia, per mantenere l'equilibrio dell'asse intestino-cervello.
- Collega il consumo di alimenti probiotici a emozioni positive, per rafforzare il legame tra salute intestinale e benessere nel cervello.
- Crea rituali attorno al cibo per influenzare positivamente la digestione e l'assorbimento dei nutrienti per il cervello.

Revisione - 1. Fondamenti della nutrizione cerebrale

La nutrizione gioca un ruolo cruciale per la tua salute mentale e il tuo benessere. Ciò che mangi influisce direttamente sulla disponibilità dei mattoni per i neurotrasmettitori, le sostanze chimiche nel cervello che regolano il tuo umore, il tuo comportamento e le tue funzioni cognitive. È quindi essenziale avere un'adeguata fornitura di vitamine del gruppo B, vitamina C, zinco, magnesio e degli amminoacidi tirosina e triptofano. Integra nel tuo piano alimentare cereali integrali, legumi, verdure a foglia verde, noci, semi e, per la vitamina B12, prodotti animali o alternative arricchite. Tieni presente che l'assunzione di nutrienti è complessa e la competizione per il trasporto attraverso la barriera emato-encefalica gioca un ruolo importante. Una combinazione equilibrata di nutrienti è quindi più importante dell'assunzione isolata di singole sostanze.

Oltre alla sintesi dei neurotrasmettitori, la tua alimentazione influisce anche sul metabolismo del tuo cervello. Il ferro e lo iodio sono, ad esempio, essenziali per l'apporto di ossigeno e la produzione di ormoni. Fai attenzione a cibi ricchi di ferro come carne, legumi e verdure a foglia scura, così come al sale iodato o alle alghe ricche di iodio. Gli acidi grassi insaturi, in particolare gli acidi grassi omega-3, proteggono dalle infiammazioni e promuovono la funzione cognitiva. Integra quindi regolarmente pesce grasso, noci e oli vegetali di alta qualità nella tua dieta. Anche il modo in cui il cervello produce energia può essere influenzato dalla tua alimentazione. Mentre il glucosio è la principale fonte di energia, il cervello può ricorrere ai corpi chetonici, che si formano dagli acidi grassi, in caso di carenza di glucosio.

Gli ormoni giocano un ruolo importante per la tua psiche e il tuo comportamento. L'alimentazione influisce sulla produzione e sull'azione degli ormoni. Lo iodio è, come accennato, essenziale per gli ormoni tiroidei che regolano lo sviluppo del cervello. Anche la regolazione dei livelli di zucchero nel sangue è controllata ormonalmente. L'insulina gioca un ruolo chiave ed è influenzata anche dal digiuno. Fai attenzione a una dieta equilibrata per mantenere stabile il tuo livello di zucchero nel sangue e supportare il tuo equilibrio ormonale. Questo ha un effetto positivo sulle tue capacità cognitive e sul tuo umore.

L'assunzione e l'utilizzo dei nutrienti sono processi complessi che iniziano nel tratto digestivo. Una flora intestinale sana è fondamentale, poiché influisce sulla produzione di neurotrasmettitori e comunica con il cervello attraverso l'asse intestino-cervello. Promuovi la tua salute intestinale con alimenti ricchi di fibre come frutta, verdura e cereali integrali. Bevi a sufficienza per ottimizzare l'assunzione e il trasporto dei nutrienti. Se necessario, puoi utilizzare integratori alimentari specifici dopo aver consultato il tuo medico o un nutrizionista per compensare eventuali carenze. Ricorda che l'implementazione di una dieta sana è un processo individuale. Sii paziente con te stesso, sperimenta con diversi alimenti e scopri cosa ti fa stare bene. Un'alimentazione consapevole è un investimento nella tua salute e nel tuo benessere a lungo termine, sia fisico che mentale.

2. Benessere mentale attraverso l'alimentazione

Vi siete mai chiesti perché alcuni pasti ci rendono felici, mentre altri ci lasciano stanchi e privi di energia? Il legame tra alimentazione e psiche è molto più complesso di quanto si pensasse a lungo - il nostro cervello reagisce immediatamente ai nutrienti che gli forniamo. Ciò che mangiamo influisce non solo sulla nostra salute fisica, ma regola anche in modo significativo il nostro stato d'animo e la nostra resilienza mentale. La scienza moderna sta decifrando sempre più i processi biochimici che trasformano il nostro cibo in benessere - aprendo così nuove strade per la regolazione attiva dell'umore attraverso un'alimentazione consapevole.

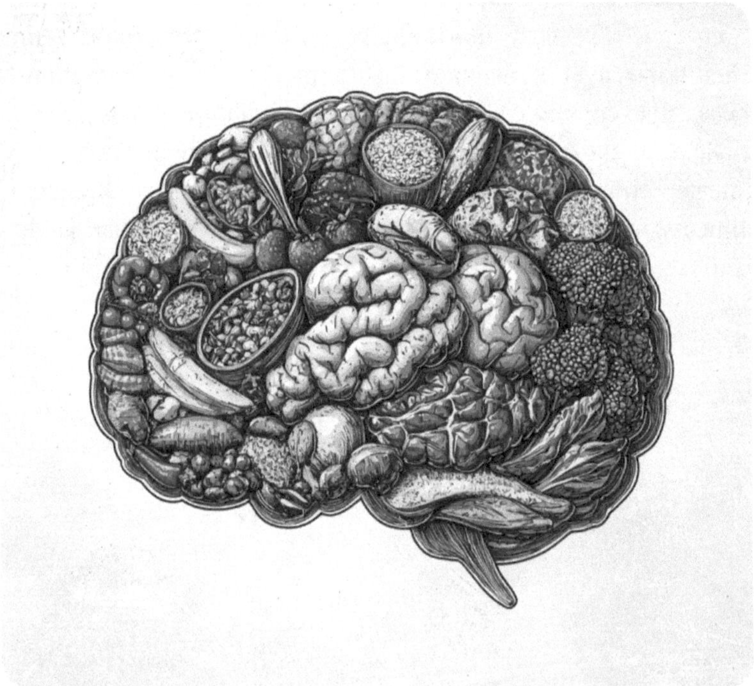

2. 1 Alimenti che regolano l'umore

Il nostro umore e il nostro benessere psicologico sono fortemente influenzati dall'alimentazione. La disponibilità di determinati nutrienti influisce direttamente sulla produzione e sulla funzione dei neurotrasmettitori nel cervello, che a loro volta regolano l'umore, il sonno e l'appetito. Uno squilibrio può portare a instabilità emotiva e a una maggiore vulnerabilità allo stress. Scoprite in questo capitolo come una scelta alimentare mirata possa influenzare positivamente il vostro benessere psicologico.

Per un umore stabile e un benessere psicologico, non è solo importante l'apporto sufficiente di determinati nutrienti come il L-triptofano, ma soprattutto un piano alimentare equilibrato con una varietà di vitamine, minerali, fibre, acidi grassi insaturi e polifenoli, che regola i livelli di zucchero nel sangue e promuove un sano microbioma intestinale.

Alimenti che promuovono la serotonina

La serotonina, un neurotrasmettitore, influisce sull'umore, l'appetito e il sonno. Poiché la serotonina non può attraversare la barriera emato-encefalica, la produzione endogena nel cervello è cruciale [s31]. Questa dipende dalla disponibilità dell'aminoacido L-triptofano, da cui viene sintetizzata la serotonina [s31]. Pertanto, un apporto adeguato di L-triptofano attraverso la dieta è importante. Alimenti come tacchino, noci o anche kiwi e arance contengono L-triptofano e possono così supportare la produzione di serotonina [s31]. Oltre all'apporto diretto di L-triptofano, ci sono ulteriori fattori nutrizionali che possono influenzare i livelli di serotonina. Alcuni frutti verdi e diverse varietà di verdura e frutta contengono serotonina, sebbene l'importanza dell'assunzione diretta attraverso la dieta e i suoi effetti sulla salute debbano essere ulteriormente studiati [s32]. Un altro aspetto è il rapporto tra triptofano e altri aminoacidi nella dieta. Una dieta con una maggiore proporzione di triptofano rispetto ad altri aminoacidi potrebbe aumentare la produzione di serotonina nel cervello [s33]. Procedure storicamente applicate, come la lavorazione alcalina del mais, hanno aumentato la biodisponibilità del triptofano, il che potrebbe aver contribuito a un miglioramento della salute mentale [s33]. Studi suggeriscono che un aumento dell'assunzione di triptofano possa essere associato a una riduzione della depressione e dell'aggressività [s33]. L'assunzione di α-lattalbumina, una proteina ricca di triptofano, può anche influenzare positivamente l'umore e la cognizione, suggerendo un aumento dei livelli di serotonina [s33]. Oltre agli alimenti ricchi di proteine, anche le fibre, i polifenoli e gli acidi grassi insaturi giocano un ruolo. Questi nutrienti promuovono un microbioma intestinale sano [s34], che a sua volta può influenzare la produzione di serotonina [s34]. Al contrario, un alto indice glicemico e un'alta carico glicemico possono esacerbare i sintomi depressivi [s34]. Una dieta ricca di fibre, come quella presente in frutta, verdura e

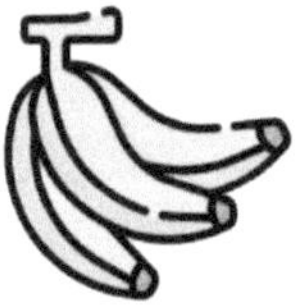

cereali integrali, può contribuire a mantenere stabile il livello di zucchero nel sangue e quindi prevenire le fluttuazioni dell'umore. Un piano alimentare equilibrato con cereali integrali, carne magra, pesce, frutta, verdura e noci, combinato con pasti regolari, può costituire la base per un umore stabile e un benessere psicologico.

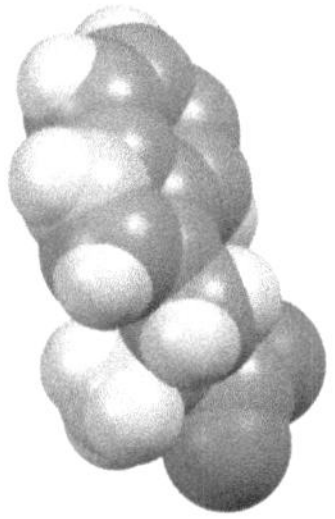

Triptofano [i11]

Utile sapere

Barriera emato-encefalica

Una barriera protettiva tra il sistema circolatorio e il cervello, che regola il passaggio di determinate sostanze, inclusi alcuni nutrienti e farmaci, nel cervello.

Carico glicemico

Considera sia l'indice glicemico che la quantità di carboidrati in una porzione di un alimento.

Indice glicemico

Un valore che indica quanto rapidamente un alimento contenente carboidrati aumenta il livello di zucchero nel sangue.

Neurotrasmettitore

Sostanze chimiche nel cervello che trasmettono segnali tra le cellule nervose e regolano varie funzioni come umore, sonno e appetito.

Alimenti che aumentano la serotonina

Precursori relativi della serotonina

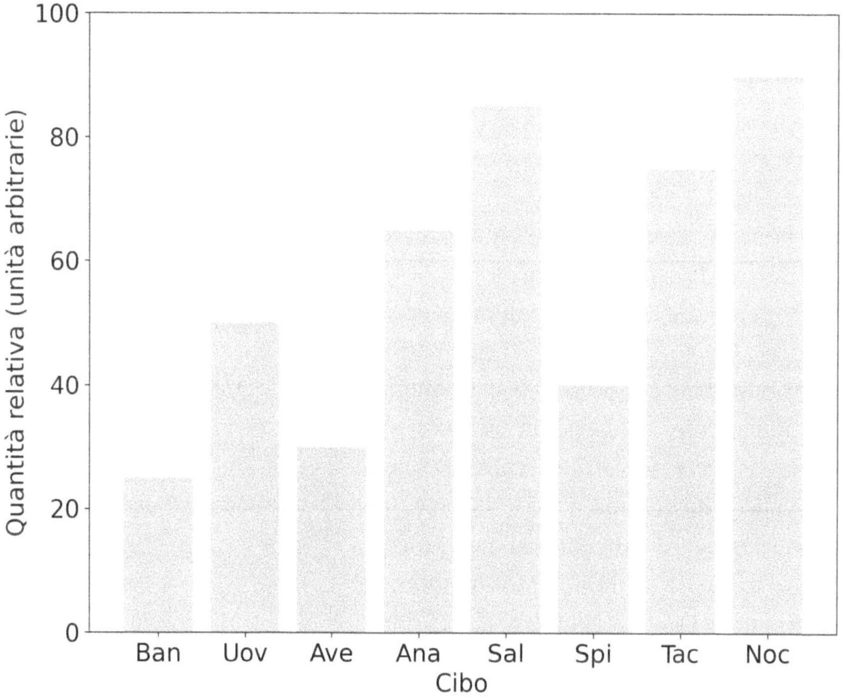

Ana: Ananas

Ban: Banane

Sal: Salmone

Tac: Tacchino

Ave: Avena

Noc: Noci

Spi: Spinaci

Uov: Uova

Sebbene questi alimenti contengano precursori della serotonina, il loro impatto diretto sull'umore è complesso e influenzato da numerosi fattori. Il consumo di una dieta equilibrata ricca di questi nutrienti può contribuire al benessere generale, ma non è una soluzione garantita per i disturbi dell'umore. È importante consultare un professionista sanitario per un consiglio personalizzato.

Componenti che riducono lo stress

I componenti alimentari che riducono lo stress giocano un ruolo importante nel nostro benessere psicologico. Oltre all'importanza già menzionata del L-Tryptophan per la produzione di serotonina, ci sono ulteriori componenti che possono aiutarci a gestire meglio le situazioni di stress. I micronutrienti come le vitamine del gruppo B, lo zinco e il magnesio contribuiscono al normale funzionamento del sistema nervoso e possono avere un effetto stabilizzante a livello psicologico [s35]. Gli acidi grassi Omega-3, abbondanti nel pesce grasso come il salmone o lo sgombro, sono anch'essi attribuiti a effetti positivi sulla regolazione dello stress [s35]. Inoltre, S-Adenosilmetionina (SAMe) e N-Acetilcisteina (NAC) – entrambi derivati degli amminoacidi – possono essere utilizzati come supporto nel trattamento delle difficoltà psicologiche [s35]. Anche la salute intestinale influisce sul nostro stato psicologico. I probiotici, presenti in alimenti fermentati come yogurt o crauti, possono influenzare positivamente la reazione allo stress modulando i livelli di cortisolo [s35]. Una dieta varia, ad esempio nel senso della cucina mediterranea con molta frutta, verdura, olio d'oliva e pesce, fornisce molti di questi nutrienti importanti e può contribuire a una maggiore resistenza allo stress [s35].

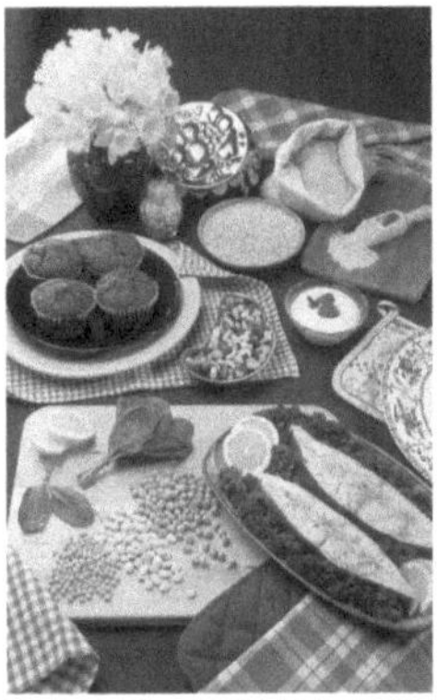

Magnesio [i12]

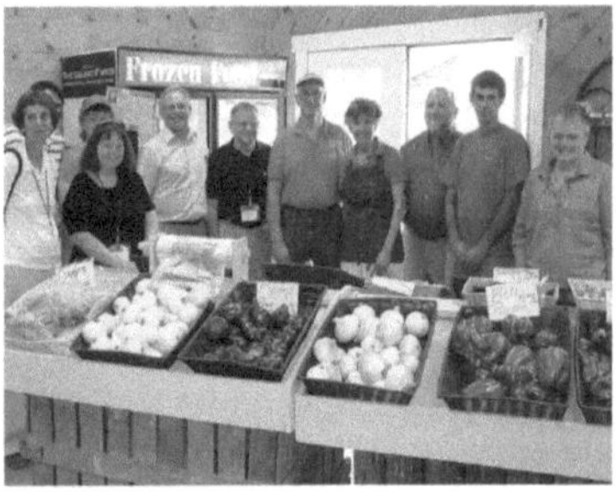

Cucina mediterranea [i13]

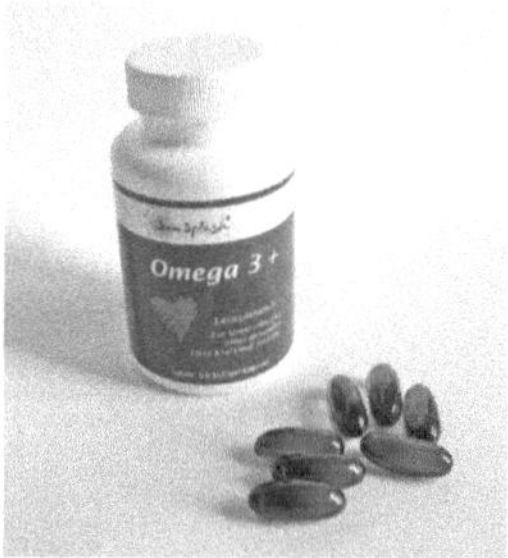

Acidi grassi omega-3 [i14]

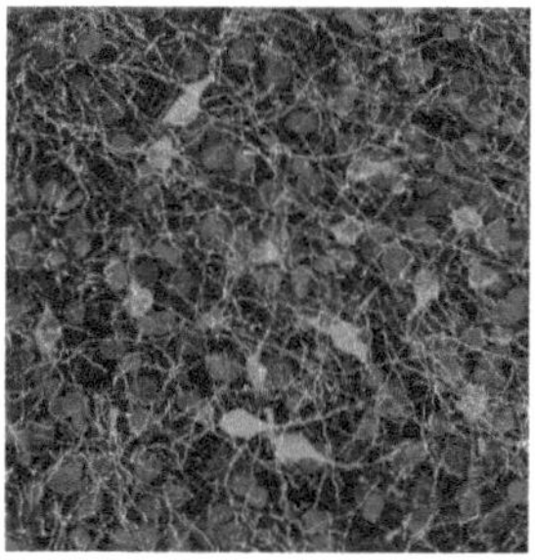

Serotonina [i15]

Utile sapere

Cucina mediterranea

Modello alimentare ricco di frutta, verdura, olio d'oliva, pesce e cereali integrali, associato a effetti positivi sulla salute fisica e psicologica.

Micronutrienti

Vitamine e minerali di cui il corpo ha bisogno in piccole quantità, ma che sono essenziali per molti processi metabolici, inclusa la funzione del sistema nervoso.

L-Tryptophan

Un amminoacido essenziale che funge da precursore per la formazione del neurotrasmettitore serotonina, influenzando così l'umore, il sonno e l'appetito.

N-Acetilcisteina (NAC)

Un composto amminoacidico con proprietà antiossidanti che promuove la produzione di glutatione, un importante antiossidante. Può essere utile nella regolazione delle fluttuazioni dell'umore.

S-Adenosilmetionina (SAMe)

Una molecola naturalmente presente che partecipa a vari processi metabolici nel corpo, inclusa la sintesi dei neurotrasmettitori. Viene utilizzata per il trattamento della depressione e di altri disturbi psicologici.

Componenti Alimentari che Migliorano l'Umore

Efficacia di vari componenti alimentari che riducono lo stress e regolano l'umore.

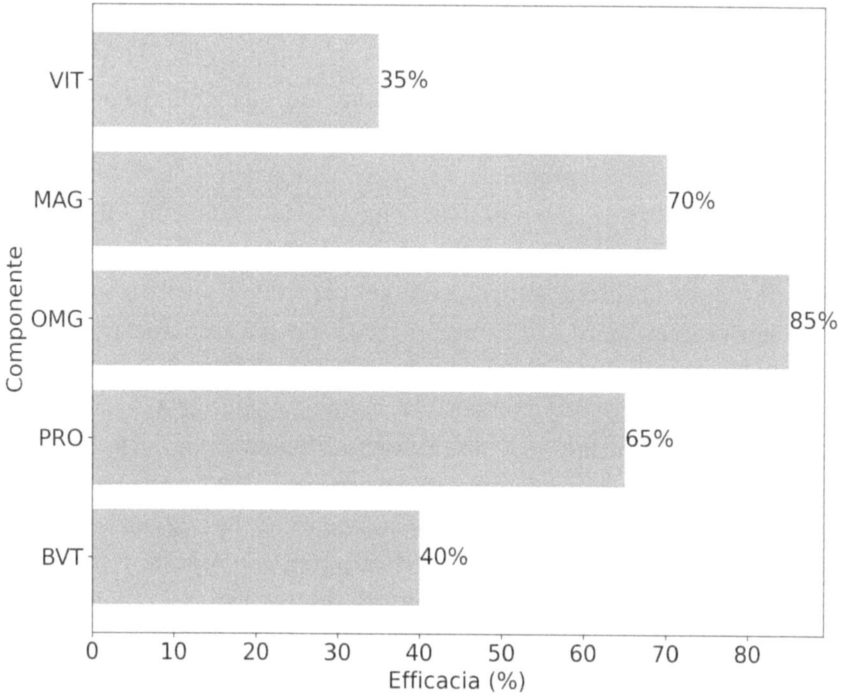

BVT: Vitamine B

OMG: Omega-3

VIT: Vitamina D

MAG: Magnesio

PRO: Probiotici

Il grafico evidenzia l'efficacia relativa di diversi componenti alimentari nel ridurre lo stress e regolare l'umore. Gli Omega-3 sembrano avere il maggiore impatto, seguiti da probiotici e magnesio. Mentre la vitamina D e le vitamine del gruppo B contribuiscono, il loro impatto è relativamente inferiore.

Minerali equilibranti

I minerali svolgono un ruolo cruciale per la salute mentale e il loro equilibrio è essenziale per un benessere emotivo stabile. Diversi minerali influenzano la funzione del sistema nervoso e la produzione di neurotrasmettitori che regolano il nostro umore. Ad esempio, una carenza di magnesio può alterare la trasmissione del segnale glutamatergico nel cervello, che è stata associata allo sviluppo di depressione [s36]. Pertanto, un apporto adeguato di magnesio può contribuire a stabilizzare l'attività neuronale. Lo zinco supporta il trattamento della depressione e può aumentare l'efficacia degli antidepressivi [s36]. Influenza la regolazione ormonale, il sistema immunitario e la formazione di nuove cellule nervose. Il selenio, importante per la difesa antiossidante nel cervello, è anch'esso associato alla depressione [s36]. Il rame, invece, mostra un'associazione con sintomi depressivi a valori sierici elevati [s36]. Il ferro è essenziale per la sintesi dei neurotrasmettitori e la plasticità neuronale; una carenza può portare ad anemia e a fluttuazioni dell'umore correlate [s36]. Il calcio influisce sulla regolazione del sistema HPA, coinvolto nella risposta allo stress, e può quindi influenzare la regolazione delle emozioni e la plasticità neuronale [s36]. Oltre a questi minerali, le vitamine del gruppo B, in particolare l'acido folico, sono centrali per la funzione del sistema nervoso e una carenza può essere associata alla depressione [s37]. La vitamina D ha un effetto neuroprotettivo e la sua integrazione può alleviare i sintomi depressivi, specialmente negli adolescenti [s37]. omegafettsaeuren, noti per i loro effetti positivi sulla funzione cerebrale, possono essere utili anche nel trattamento dei disturbi mentali [s37]. Una dieta equilibrata, ricca di questi minerali, vitamine, acidi grassi e antiossidanti, contribuisce alla salute mentale e può ridurre il rischio di malattie mentali [s37]. Un muesli con noci, semi e cereali integrali, arricchito con un po' di yogurt o latte, fornisce ad esempio una combinazione di magnesio, zinco, selenio, vitamine del gruppo B e

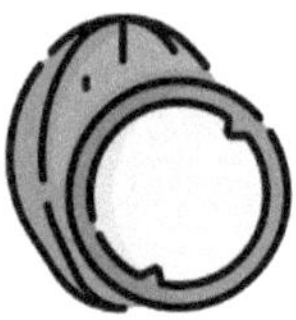

calcio, rappresentando così un buon inizio di giornata e promuovendo il benessere psicologico.

Utile sapere

Plasticità neuronale

La plasticità neuronale descrive la capacità del cervello di cambiare e adattarsi nel corso della vita. Questa adattabilità è importante per i processi di apprendimento, la formazione di nuovi ricordi e il recupero da danni cerebrali. Una dieta sana può promuovere la plasticità neuronale.

Trasmissione del segnale glutamatergico

La trasmissione del segnale glutamatergico è un processo importante nel cervello, mediato dal neurotrasmettitore glutammato, e gioca un ruolo cruciale nei processi di apprendimento, memoria e regolazione delle emozioni. Una disfunzione di questo sistema è associata a varie malattie mentali.

Minerali che regolano l'umore

Distribuzione minerale chiave per l'equilibrio dell'umore.

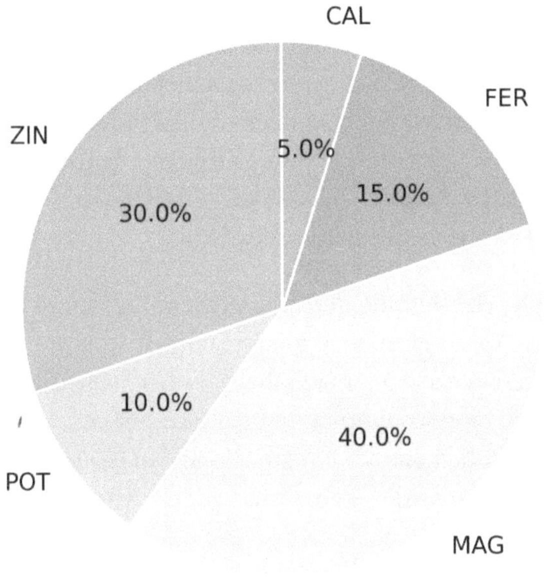

CAL: Calcio

FER: Ferro

MAG: Magnesio

POT: Potassio

ZIN: Zinco

Il magnesio rappresenta la porzione maggiore, evidenziando la sua importanza nella risposta allo stress e nella funzione nervosa. Un adeguato apporto di zinco è fondamentale per la produzione di neurotrasmettitori e la regolazione dell'umore, come si riflette nella sua quota significativa. Sebbene minori, i contributi di ferro, potassio e calcio sono vitali per il trasporto di ossigeno, gli impulsi nervosi e la salute generale del cervello, sottolineando la necessità di un apporto equilibrato di minerali per un benessere mentale ottimale.

Consigli concreti

- Crea il tuo personale muesli per l'umore: combina fiocchi d'avena con banana, noci e un po' di cannella per un inizio dolce della giornata.
- Bevi nel frattempo una tisana rilassante alla melissa per distendere il tuo sistema nervoso e migliorare il tuo umore.
- Dai al tuo pranzo una nota che solleva l'umore: condisci i tuoi piatti con zafferano, la spezia della gioia di vivere.
- Premiati dopo una giornata faticosa con un budino di cioccolato e avocado fatto in casa: la combinazione di grassi sazianti e un po' di cioccolato fondente può avere un effetto confortante e sollevare il tuo umore.
- Inizia il weekend con una colazione che solleva l'umore: mescola del cacao in polvere nel tuo yogurt e goditi la dolce carica di energia.
- Sperimenta con nuove varietà di verdure: le pastinache e le barbabietole contengono nutrienti preziosi che possono supportare il tuo benessere.
- Rendi le tue insalate più gustose con semi di girasole: gli acidi grassi e le vitamine in esse contenuti possono influenzare positivamente il tuo umore.
- Concediti di tanto in tanto un pezzo di cioccolato al latte: il piacere può favorire il rilascio di ormoni della felicità e migliorare il tuo umore.
- Bevi un bicchiere di latte caldo con miele prima di andare a letto: l'effetto calmante può aiutarti a dormire meglio e a essere più equilibrato il giorno dopo.
- Coccola i tuoi sensi con il profumo di pane appena sfornato: l'odore può risvegliare ricordi positivi e sollevare il tuo umore.

2. 2 Prevenire i disturbi da stress

Le pressioni psicologiche influenzano la qualità della vita e possono avere conseguenze gravi. L'alimentazione gioca un ruolo cruciale per la salute mentale e può influenzare il rischio di disturbi da stress. Attraverso una selezione mirata di nutrienti, è possibile influenzare positivamente i processi neuronali e rafforzare la resilienza allo stress. Al contrario, abitudini alimentari sfavorevoli possono favorire fluttuazioni della glicemia, processi infiammatori e uno squilibrio nel microbioma intestinale, il che può avere effetti negativi sulla psiche. Scoprite in questo capitolo come rafforzare la vostra resilienza psicologica e prevenire i disturbi da stress attraverso un'alimentazione ottimale.

Un livello stabile di zucchero nel sangue, raggiunto attraverso la preferenza per i carboidrati complessi e l'evitamento di alimenti altamente lavorati, contribuisce in modo significativo alla stabilità psicologica e alla resilienza.

Alimentazione stabilizzante

Un'alimentazione stabilizzante può ridurre il rischio di disturbi da stress influenzando positivamente la salute mentale. Le abitudini alimentari sane, ricche di nutrienti e povere di alimenti trasformati, promuovono la salute mentale e possono prevenire la depressione. [s38] In particolare, i carboidrati raffinati, presenti in molti alimenti trasformati, causano forti fluttuazioni della glicemia, che a loro volta possono aumentare il rischio di depressione. [s38] Un livello di zucchero nel sangue stabile, al contrario, supporta l'equilibrio emotivo. Per attuare ciò nella vita quotidiana, si possono preferire carboidrati complessi come cereali integrali, frutta e verdura ai carboidrati raffinati. I carboidrati complessi vengono digeriti più lentamente e garantiscono un livello di zucchero nel sangue più uniforme. Inoltre, l'alimentazione influisce sui entzuendungsprozesse nel corpo. Mentre una dieta ricca di calorie e grassi saturi promuove l'infiammazione, associata a disturbi mentali, le abitudini alimentari sane possono ridurre i marcatori infiammatori. [s38] L'alimentazione influisce anche sul microbioma intestinale, che può influenzare la psiche attraverso la produzione di sostanze neuroattive. [s38] Una dieta ricca di fibre e alimenti probiotici – ad esempio yogurt o verdure fermentate – promuove un microbioma intestinale sano. Diversi nutrienti sono particolarmente importanti per la salute del sistema nervoso. Le vitamine del gruppo B, zinco, magnesio e omegafettsaeuren possono alleviare i sintomi depressivi. [s39] La mediterrane_ernaehrung, ricca di frutta, verdura, pesce e olio d'oliva, si è dimostrata vantaggiosa per la psiche, migliorando l'umore e riducendo l'ansia. [s39] Anche i probiotici e i prebiotici, che favoriscono la crescita di batteri intestinali utili, possono ridurre i sintomi da stress e influenzare positivamente la salute mentale. [s39] Una combinazione di diverse abitudini alimentari sane – ad esempio, unendo aspetti della dieta mediterranea con un focus su alimenti integrali e un'adeguata

assunzione dei micronutrienti menzionati – può ridurre il rischio di malattie neurodegenerative e disturbi mentali. [s39] Studi dimostrano inoltre che un'alta qualità alimentare è associata a un rischio inferiore di compromissioni cognitive. [s39]

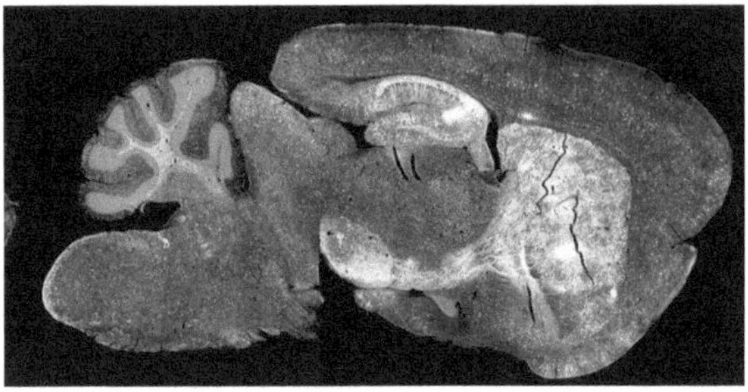

Malattie neurodegenerative [i16]

Utile sapere

Compromissioni cognitive

Le compromissioni cognitive si riferiscono a disturbi dei processi di pensiero, della memoria, dell'attenzione e del linguaggio. Una dieta sana può contribuire a prevenire le compromissioni cognitive e mantenere le capacità mentali.

Fluttuazioni della glicemia

Le fluttuazioni della glicemia influenzano la disponibilità di glucosio, la principale fonte di energia del cervello. Valori di zucchero nel sangue sbilanciati possono portare a sbalzi d'umore, problemi di concentrazione e maggiore vulnerabilità allo stress.

Carboidrati raffinati

I carboidrati raffinati vengono digeriti rapidamente e possono causare forti fluttuazioni della glicemia, influenzando negativamente l'umore e il livello di stress. Al contrario, i carboidrati complessi favoriscono un apporto energetico più stabile per il cervello e contribuiscono a un umore equilibrato.

Malattie neurodegenerative

Le malattie neurodegenerative sono caratterizzate dalla progressiva perdita di cellule nervose nel cervello. Una dieta sana può contribuire a ridurre il rischio di malattie neurodegenerative e mantenere la funzione cognitiva.

Nutrizione stabilizzante per il benessere mentale

Distribuzione dei macronutrienti per la stabilità mentale.

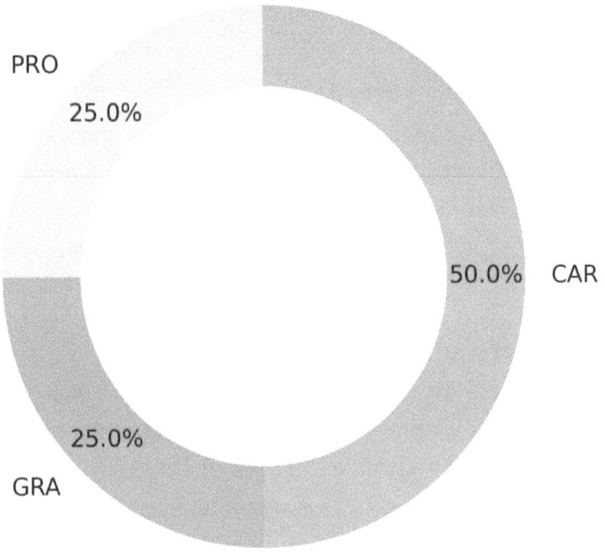

- CAR: Carboidrati complessi (es. cereali integrali, verdure)
- GRA: Grassi sani (es. avocado, noci, olio d'oliva)
- PRO: Proteine magre (es. pesce, pollame, legumi)

Questo grafico visualizza una distribuzione bilanciata di macronutrienti che supporta l'umore stabile e la funzione cognitiva. L'enfasi sui carboidrati complessi fornisce energia sostenuta, mentre proteine adeguate contribuiscono alla produzione di neurotrasmettitori e alla sazietà. I grassi sani sono cruciali per la salute del cervello e l'equilibrio ormonale. Questo equilibrio aiuta a prevenire cali di energia e sbalzi d'umore, promuovendo il benessere mentale generale.

Sostanze che promuovono il rilassamento

Le sostanze che promuovono il rilassamento possono contribuire in modo significativo alla salute mentale e contrastare i disturbi da stress. Oltre alle strategie alimentari già menzionate, esistono ulteriori sostanze che hanno un effetto calmante e favoriscono l'equilibrio emotivo. Sostanze vegetali, come estratti di erbe e flavonoidi, possono influenzare positivamente il darmmikrobiom e così migliorare l'umore. [s40] I flavonoidi, presenti in molti frutti e verdure, possono inoltre migliorare i processi cognitivi e alleviare stati d'animo depressivi. [s40] Un'adeguata assunzione di liquidi è anch'essa importante per la regolazione dell'umore. Anche una leggera disidratazione può intensificare emozioni negative come ansia o stati d'animo depressivi. [s40] La caffeina, se consumata con moderazione, può temporaneamente migliorare l'umore e ridurre l'ansia, ma un consumo eccessivo può avere effetti negativi e dovrebbe essere evitato. [s40] Anche l'influenza dei cibi piccanti sulla psiche è interessante: sebbene il cibo piccante sia associato a caratteristiche come la determinazione, un alto consumo potrebbe essere correlato a una maggiore aggressività. [s40] Nella Medicina Tradizionale Cinese (MTC), da tempo si utilizzano miscele di erbe speciali, chiamate decotti, per il trattamento di malattie dementigene come l'Alzheimer. [s41] Queste miscele mirano a diversi aspetti della malattia, come infiammazioni, equilibrio dei neurotrasmettitori e funzioni cognitive. Ad esempio, una particolare miscela di decotto MTC può migliorare le capacità mnemoniche e le attività quotidiane dei

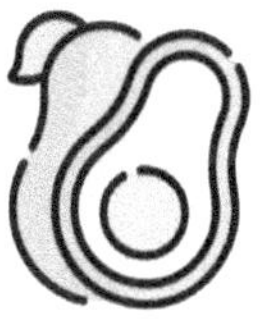

pazienti affetti da Alzheimer. [s41] Un'altra miscela ha un effetto antinfiammatorio e favorisce l'apprendimento e la memoria. [s41] Altri decotti possono aumentare le capacità cognitive e la qualità della vita dei pazienti con demenza vascolare. [s41] La MTC offre quindi approcci promettenti per il trattamento delle malattie neurodegenerative. Per promuovere il proprio rilassamento, si può ad esempio sperimentare con tè alle erbe o integrare la dieta con alimenti ricchi di flavonoidi come frutti di bosco o cioccolato fondente.

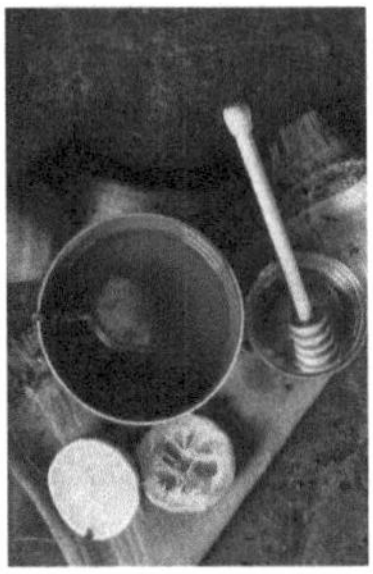

Tisana [i17]

Utile sapere

Demenza Vascolare

La demenza vascolare si sviluppa a causa di disturbi circolatori nel cervello, che portano a danni alle cellule cerebrali. Una dieta sana e un'attività fisica regolare possono ridurre il rischio di demenza vascolare, promuovendo la salute vascolare.

Demenza

Le malattie dementigene, come l'Alzheimer, sono caratterizzate da una progressiva perdita delle capacità cognitive. Una dieta equilibrata e uno stile di vita sano possono contribuire a ridurre il rischio di malattie dementigene.

Efficacia dei Nutrienti Rilassanti

Impatto sulla Riduzione dello Stress

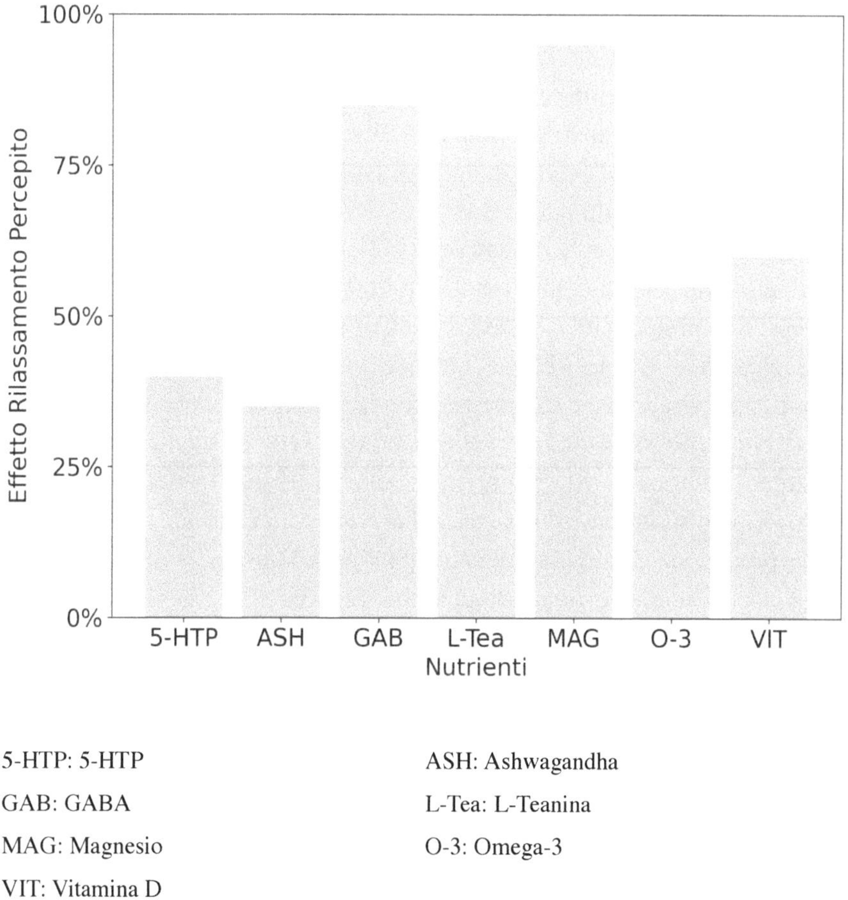

5-HTP: 5-HTP

ASH: Ashwagandha

GAB: GABA

L-Tea: L-Teanina

MAG: Magnesio

O-3: Omega-3

VIT: Vitamina D

Questo grafico illustra l'efficacia relativa di vari nutrienti nel promuovere il rilassamento e ridurre lo stress. Il magnesio dimostra il potenziale più elevato, seguito da GABA e L-teanina. Mentre la vitamina D e gli omega-3 mostrano un impatto moderato, il 5-HTP e l'Ashwagandha sembrano avere un effetto relativamente minore. Questi risultati suggeriscono di dare priorità a magnesio, GABA e L-teanina per la gestione dello stress, integrando altri nutrienti come parte di un approccio olistico.

Nutrienti rigenerativi

I nutrienti rigenerativi supportano la riparazione e la protezione delle cellule nervose, contribuendo così alla resilienza contro le sollecitazioni. Stress ossidativo, un tipo di danno cellulare, può compromettere la funzione cerebrale e aumentare il rischio di compromissioni cognitive. [s42] Gli antiossidanti contrastano questo processo neutralizzando i radicali liberi responsabili dello stress ossidativo. Alimenti ricchi di antiossidanti, come bacche o cioccolato fondente, possono quindi preservare le cellule nervose dai danni e promuovere le capacità cognitive. [s42] Inoltre, le sostanze bioattive negli alimenti giocano un ruolo importante nel migliorare le funzioni cognitive e proteggere il sistema nervoso. [s42] Possono migliorare la comunicazione tra le cellule nervose o stimolare la formazione di nuove cellule nervose. In questo modo, possono contribuire a ridurre gli effetti dello stress sul cervello e promuovere la rigenerazione delle strutture neuronali. Micronutrienti sono anch'essi essenziali per il funzionamento ottimale del sistema nervoso e giocano un ruolo cruciale nella protezione contro le sollecitazioni psicologiche. [s43] Le carenze di alcune vitamine e minerali possono favorire l'insorgenza di sintomi depressivi. [s43] Una carenza di vitamina D, ad esempio, che viene assorbita attraverso l'esposizione al sole e alcuni alimenti, è associata a un aumento del rischio di depressione. [s43] Anche minerali come magnesio, zinco, selenio, ferro e rame sono importanti per la salute mentale e una carenza può aumentare il rischio di depressione. [s43] Una dieta equilibrata con un'adeguata assunzione di vitamine e minerali è quindi essenziale per proteggere le cellule nervose e rafforzare la resilienza allo stress. Chi nota di consumare raramente pesci grassi, noci o semi, buone fonti di omegafettsaeuren e vari minerali, può mirare ad ampliare il proprio piano alimentare con questi alimenti.

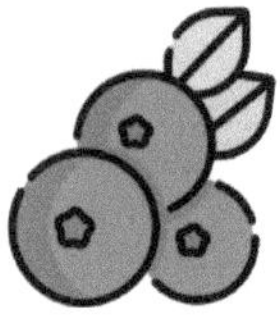

Utile sapere

Micronutrienti

Vitamine e minerali di cui il corpo ha bisogno in piccole quantità, ma che sono comunque essenziali per varie funzioni corporee, inclusa la funzione cerebrale e la salute mentale. Una carenza di alcuni micronutrienti può aumentare il rischio di disfunzioni psicologiche.

Sostanze bioattive

Composti naturali presenti negli alimenti che possono avere effetti positivi sulla salute. Nel contesto della salute mentale, le sostanze bioattive possono supportare la funzione delle cellule nervose e promuovere la rigenerazione, contribuendo alla resistenza allo stress.

Stress ossidativo

Uno squilibrio tra la produzione di radicali liberi e la capacità del corpo di neutralizzarli. Lo stress ossidativo può portare a danni cellulari ed è associato a un aumento del rischio di varie malattie, comprese le disfunzioni psicologiche. Una dieta ricca di antiossidanti può aiutare a ridurre lo stress ossidativo.

Nutrienti rigenerativi e benessere mentale

Impatto dell'assunzione di nutrienti sul benessere mentale, classificato per tempo di rigenerazione e quantità richiesta.

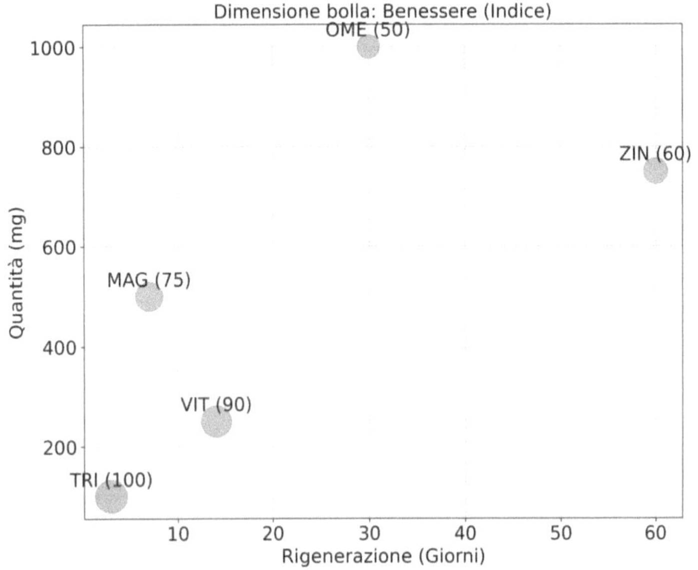

Blasengröße: Benessere (Indice)

MAG: Magnesio

OME: Omega-3

TRI: Triptofano

VIT: Vitamine B

ZIN: Zinco

Il grafico indica una correlazione tra l'assunzione di nutrienti, il tempo di rigenerazione e il benessere mentale. I nutrienti con tempi di rigenerazione più brevi e quantità richieste inferiori sembrano contribuire in modo più significativo al benessere immediato. Al contrario, quelli con tempi di rigenerazione più lunghi e quantità maggiori, sebbene potenzialmente cruciali per la salute a lungo termine, potrebbero non produrre benefici immediati evidenti per il benessere mentale. Ciò suggerisce una strategia di dare priorità ai nutrienti prontamente disponibili per aumenti di umore a breve termine, mantenendo al contempo un apporto equilibrato di nutrienti essenziali per la salute mentale a lungo termine.

Consigli concreti

- Collegate attività piacevoli al consumo di determinati alimenti per promuovere associazioni positive e rafforzare il vostro benessere emotivo.
- Integrate regolarmente piccoli momenti di piacere con alimenti nutrienti nella vostra quotidianità per influenzare positivamente il vostro umore e ridurre lo stress.
- Imparate ad ascoltare i segnali del vostro corpo e riconoscete quali alimenti vi danno energia e quali vi rendono più lenti, per adattare la vostra alimentazione alle vostre esigenze.
- Sperimentate con diversi metodi di preparazione per ottimizzare l'assunzione di nutrienti e aumentare il piacere di mangiare. Ad esempio, cuocete a vapore le verdure in modo delicato per preservare le vitamine.
- Incorporate alimenti ricchi di triptofano, come le nocciole di anacardo, per supportare la produzione naturale di serotonina, un importante neurotrasmettitore dell'umore.
- Create un'atmosfera rilassata durante i pasti, ad esempio ascoltando musica calmante o accendendo candele, per amplificare l'effetto positivo del pasto sul vostro benessere.
- Condividete le vostre esperienze riguardo all'alimentazione e al benessere psicologico con altri, per raccogliere nuove idee e ispirazioni.
- Riflettete regolarmente sulle vostre abitudini alimentari e sul loro impatto sul vostro umore, per ottimizzare continuamente la vostra dieta e prevenire disturbi da stress.
- Fissate obiettivi realistici e premiatevi per i vostri successi, per mantenere a lungo termine la motivazione per un'alimentazione sana.

2. 3 Equilibrio psichico

Il bilanciamento psicologico è strettamente legato alla nostra alimentazione. Orari irregolari dei pasti, pasti sbilanciati e carenze nutrizionali possono portare a sbalzi d'umore, problemi di concentrazione e a un benessere ridotto. Questi legami tra alimentazione e psiche sono spesso sottovalutati e presentano un notevole potenziale per cambiamenti positivi. La scelta giusta e l'approccio consapevole agli alimenti influenzano non solo la nostra salute fisica, ma anche la nostra salute mentale. Dalla salute intestinale alla fornitura di nutrienti per il cervello, l'alimentazione gioca un ruolo cruciale nella nostra resilienza psicologica. Scoprite di seguito come una strategia alimentare mirata può rafforzare il vostro equilibrio psicologico e migliorare in modo sostenibile il vostro benessere emotivo.

Il bilanciamento psicologico nasce dall'interazione armoniosa di un ritmo alimentare costante, una composizione equilibrata dei pasti e una flora intestinale sana.

Ritmo alimentare

Un ritmo alimentare regolare influisce sulla digestione, metabolismo e persino sull'aspettativa di vita, il che a sua volta promuove l'equilibrio psicologico [s44]. La digestione funziona in modo ottimale quando l'assunzione di cibo è adattata alle esigenze individuali. Un ritmo regolare può contribuire a compensare gli squilibri e prevenire malattie. Chi consuma il pasto principale a pranzo sostiene la propria capacità digestiva, poiché il metabolismo è più attivo in quel momento [s44]. Anche evitare di mangiare tardi ha un effetto positivo sul peso e può prolungare la durata della salute. Orari regolari dei pasti stabilizzano il livello di zucchero nel sangue e prevengono crisi di fame, che spesso si accompagnano a sbalzi d'umore. Uno stile di vita equilibrato, che tiene conto del naturale ritmo giorno-notte, preserva la salute psicologica e fisica e può rallentare il processo di invecchiamento [s44]. Chi ha problemi ad addormentarsi la sera, ad esempio, dovrebbe cercare di consumare l'ultimo pasto almeno due o tre ore prima di andare a letto. Uno stomaco pieno non solo rende difficile addormentarsi, ma può anche compromettere la qualità del sonno, portando a squilibri e irritabilità. Un ritmo alimentare costante, che considera le esigenze individuali e il naturale ciclo quotidiano, ha quindi un effetto positivo sulla salute psicologica e fisica. Evitando orari irregolari dei pasti e integrando pasti fissi nella routine quotidiana,

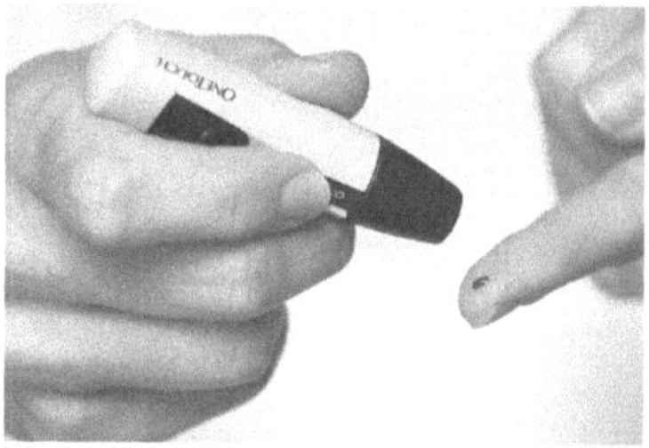

livello di zucchero nel sangue [i18]

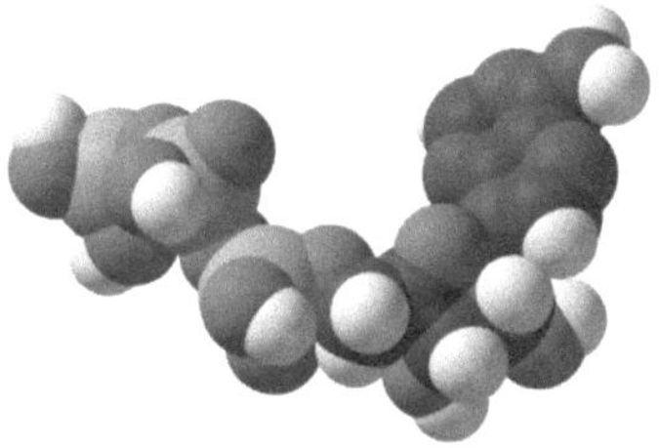

metabolismo [i19]

si può rafforzare l'equilibrio interiore e migliorare il benessere. Un livello di zucchero nel sangue stabile e un'ottimale fornitura di nutrienti influenzano positivamente la capacità di concentrazione e il livello di energia generale. Così si gettano le basi per un umore positivo e una maggiore produttività nella vita quotidiana. Chi nutre il proprio corpo con pasti regolari gli consente di utilizzare al meglio le proprie risorse, sostenendo così l'equilibrio psicologico.

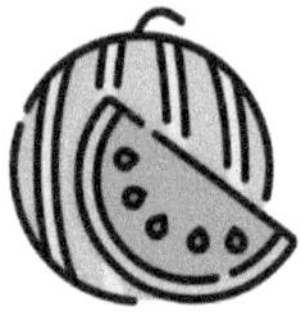

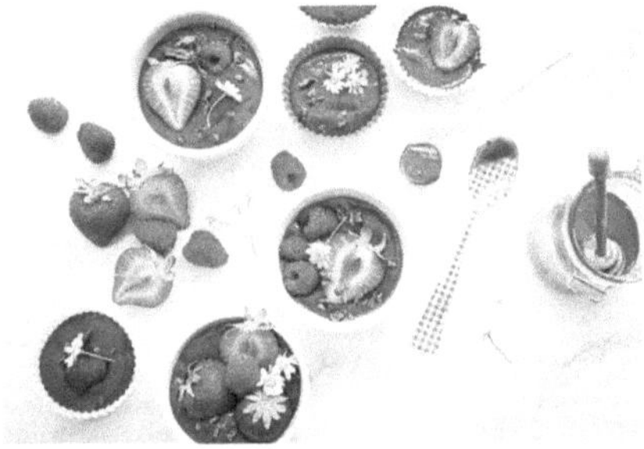

Attacchi di fame [i20]

Crisi di fame

Le crisi di fame possono essere scatenate da fluttuazioni nel livello di zucchero nel sangue e da squilibri nei livelli di neurotrasmettitori, portando a sbalzi d'umore e a una sensazione di incontrollabilità. Una dieta equilibrata e pasti regolari aiutano a evitare le crisi di fame e a promuovere la stabilità emotiva.

Livello di zucchero nel sangue

Un livello di zucchero nel sangue stabile è importante per un costante apporto energetico al cervello e per un umore equilibrato. Fluttuazioni nel livello di zucchero nel sangue possono portare a irritabilità, difficoltà di concentrazione e instabilità emotiva. Una dieta equilibrata con carboidrati complessi, proteine e grassi sani contribuisce alla stabilizzazione del livello di zucchero nel sangue.

Ritmo giorno-notte

Il naturale ritmo giorno-notte regola la produzione di ormoni, la qualità del sonno e il metabolismo. Un ritmo giorno-notte stabile è fondamentale per l'equilibrio emotivo, la resistenza allo stress e una sana condizione psicologica. Le perturbazioni nel ritmo giorno-notte possono portare a sbalzi d'umore, disturbi del sonno e a una maggiore vulnerabilità a stress psicologici.

Livelli di umore ed energia durante il giorno

Correlazione tra pasti regolari e stabilità dell'umore.

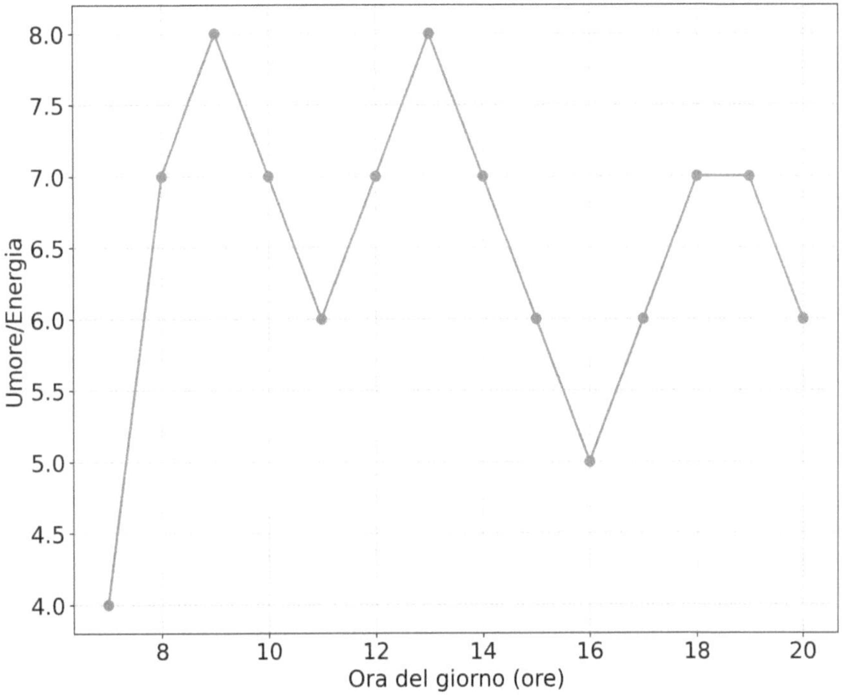

Il grafico indica una correlazione positiva tra orari dei pasti costanti e livelli stabili di umore ed energia. I pasti regolari prevengono cali di energia e sbalzi d'umore, promuovendo un senso di benessere. Saltare i pasti o seguire schemi alimentari irregolari è correlato a una minore energia e a maggiori fluttuazioni dell'umore.

Progettazione dei pasti

La progettazione dei pasti contribuisce in modo significativo al benessere psicologico. Oltre al ritmo dell'assunzione di cibo, anche la composizione dei pasti influisce sullo stato mentale. Una dieta equilibrata con alimenti freschi e non trasformati ha un effetto positivo sull'umore e sul benessere generale [s45]. Integrare regolarmente alimenti come pesce, frutti di mare, legumi, verdure a foglia verde e noci nel proprio piano alimentare ottimizza l'apporto di nutrienti e rafforza l'equilibrio psicologico [s45]. L'attenzione dovrebbe essere rivolta a cibi ricchi di omegafettsaeuren, poiché essi sono essenziali per la salute del cervello e possono migliorare l'umore [s46] [s45]. Un muesli con noci e frutti di bosco, ad esempio, fornisce nutrienti preziosi e energia per la giornata, sostenendo al contempo l'equilibrio psicologico. Evitare carboidrati altamente trasformati e alimenti con alta carica glicemica, poiché questi possono causare fluttuazioni della glicemia e, di conseguenza, sbalzi d'umore e un deterioramento della salute mentale [s47]. Prestare attenzione anche a un'adeguata assunzione di liquidi. La disidratazione può portare a difficoltà di concentrazione, affaticamento e persino a stati depressivi [s46]. La scelta degli alimenti influisce non solo sulla salute fisica, ma anche su quella psicologica. Mangiare può servire come strategia di coping per

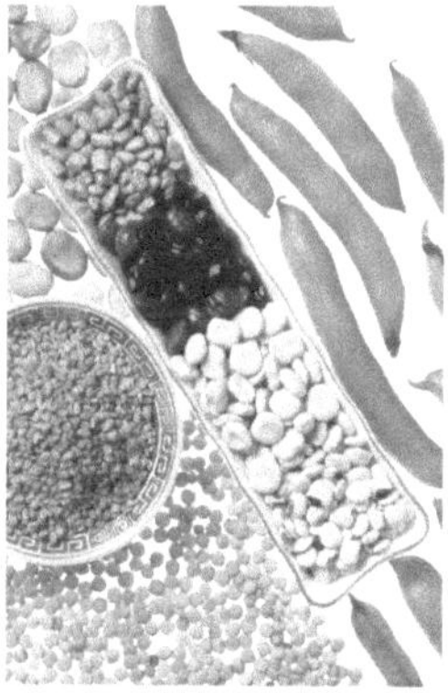

Legumi [i21]

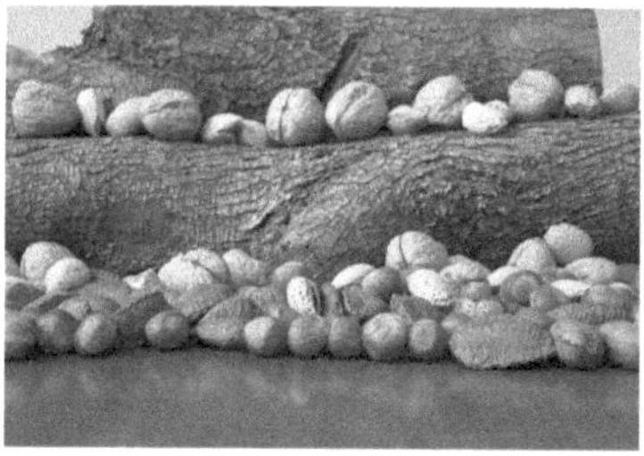

Noci [i22]

problemi emotivi, con alimenti poco salutari spesso preferiti, nonostante la consapevolezza delle loro conseguenze negative [s48]. Questo campo di tensione tra piacere e consapevolezza della salute può rappresentare un ulteriore carico psicologico. Pertanto, è consigliabile diventare consapevoli delle proprie abitudini alimentari e trovare alternative salutari per l'equilibrio emotivo, come esercizi di rilassamento o contatti sociali. Il supporto di nutrizionisti o assistenza psicologica può essere utile per interrompere schemi comportamentali poco salutari e costruire a lungo termine una relazione positiva con il cibo [s48]. L'alimentazione influisce in modo complesso sulla psiche, dall'apporto di nutrienti al cervello fino alla gestione emotiva degli alimenti. Una progettazione consapevole dei pasti, che considera sia la composizione nutrizionale che le esigenze individuali, rafforza la resilienza psicologica e promuove una sensazione di vita equilibrata.

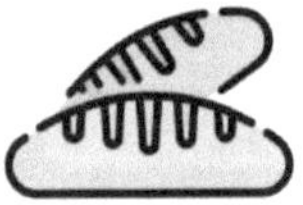

Utile sapere

Carica glicemica

La carica glicemica indica quanto un alimento influisce sui livelli di zucchero nel sangue. Gli alimenti con alta carica glicemica portano a picchi rapidi di zucchero nel sangue e successivi cali, il che può favorire sbalzi d'umore, perdita di energia e voglie. Per uno stato d'animo stabile, è quindi consigliabile scegliere alimenti con bassa carica glicemica.

Disidratazione

La disidratazione, uno stato di carenza di liquidi nel corpo, può compromettere le funzioni cognitive e portare a sbalzi d'umore, irritabilità e problemi di concentrazione. Un'adeguata assunzione di liquidi è quindi importante per la stabilità psicologica.

Composizione Ottimale del Pasto per il Benessere Mentale

Distribuzione dei macronutrienti per la salute mentale.

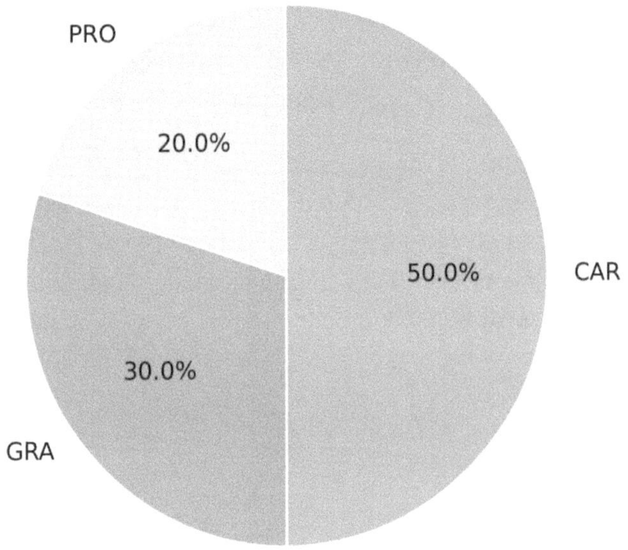

- CAR: Carboidrati Complessi (50%)
- GRA: Grassi Sani (30%)
- PRO: Proteine Magre (20%)

Questo grafico sottolinea l'importanza di un apporto equilibrato di macronutrienti per il benessere mentale. I carboidrati complessi forniscono energia sostenuta al cervello, mentre i grassi sani sono cruciali per la struttura e la funzione cerebrale. Proteine sufficienti supportano la produzione di neurotrasmettitori e la funzione cognitiva generale. Un approccio equilibrato a questi macronutrienti può contribuire a migliorare l'umore, la concentrazione e la regolazione emotiva.

Composizione equilibrata

Composizione equilibrata della dieta: Non solo il ritmo, ma anche la composizione dell'alimentazione influisce sul benessere psicologico. Un apporto equilibrato di nutrienti ha un effetto positivo sullo stato mentale, promuovendo la salute intestinale [s49]. Nell'intestino esiste una complessa comunità di microrganismi, chiamata microbiota. Una composizione equilibrata di questa microbiota è di grande rilevanza per l'equilibrio psicologico, poiché influisce sulla comunicazione tra intestino e cervello. Stress e abitudini alimentari sfavorevoli possono disturbare questo delicato equilibrio e causare una disbiosi, ovvero uno squilibrio della flora intestinale. Una bassa diversità della microbiota è associata a comportamenti alimentari disordinati, aumento dello stress e un rischio maggiore di depressione [s49]. Al contrario, una dieta varia con alimenti ricchi di fibre come verdure, frutta e cereali integrali può sostenere la diversità della microbiota e contribuire così alla stabilità psicologica. Circa una ciotola di fiocchi d'avena con frutta e noci al mattino non solo fornisce nutrienti importanti, ma promuove anche una flora intestinale sana. Inoltre, alimenti probiotici, come yogurt o crauti, possono sostenere i batteri positivi nell'intestino. La selezione mirata di alimenti può quindi influenzare positivamente la salute intestinale e, di conseguenza, anche l'equilibrio psicologico. Oltre alla salute intestinale, l'apporto di nutrienti al cervello gioca un ruolo cruciale per l'equilibrio psicologico. Un apporto adeguato di vitamine, minerali e oligoelementi è essenziale per il funzionamento ottimale del sistema

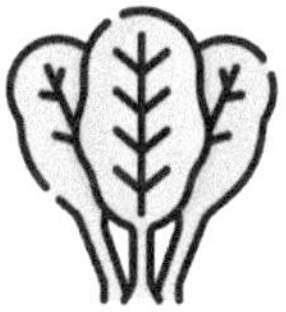

nervoso. Anche durante la gravidanza, una dieta equilibrata e ricca di nutrienti è fondamentale per lo sviluppo del bambino, sia fisicamente che psicologicamente [s50]. La salute mentale della madre, inclusa la sua stabilità emotiva, ha un impatto significativo sullo sviluppo del bambino. Un approccio olistico che considera sia l'alimentazione che la salute mentale è quindi particolarmente importante in questa fase [s50]. Abitudini alimentari sfavorevoli possono portare a un aumento dello stress e a problemi psicologici, mentre, al contrario, uno stato mentale negativo può influenzare negativamente le abitudini alimentari. Questa influenza reciproca sottolinea l'importanza di una dieta equilibrata e di una psiche sana per il benessere generale. Un'alimentazione consapevole, che considera sia la salute intestinale che l'apporto di nutrienti al cervello, costituisce quindi una base importante per l'equilibrio psicologico.

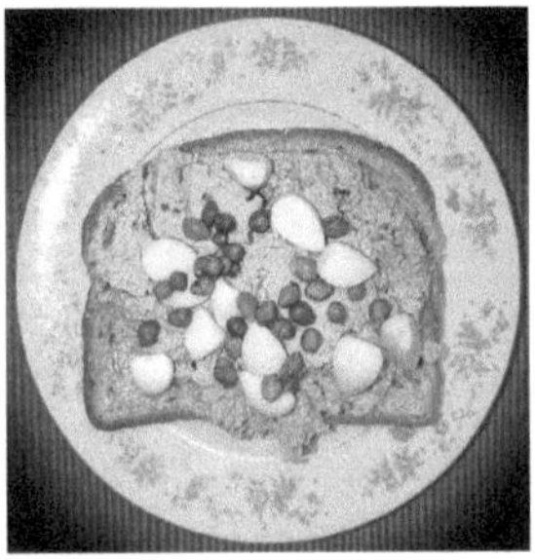

Prodotti integrali [i23]

Utile sapere

Alimenti probiotici
Alimenti che contengono microrganismi vivi, che possono promuovere la salute intestinale e contribuire così alla stabilità psicologica. Esempi includono yogurt, kefir e kimchi.

Microbiota
L'insieme dei microrganismi che colonizzano l'intestino gioca un ruolo importante per la salute psicologica, poiché può influenzare la produzione e la regolazione dei neurotrasmettitori.

Consigli concreti

- Concentrati sul gusto e sulla consistenza del tuo pasto per supportare la digestione e migliorare la tua sensazione di sazietà.
- Presenta i tuoi pasti in modo accattivante per aumentare l'aspettativa e il piacere, influenzando positivamente il tuo umore.
- Mastica il tuo cibo lentamente e accuratamente per ottimizzare l'assorbimento dei nutrienti e alleggerire il tuo sistema digestivo, il che può avere un effetto positivo sul tuo umore.
- Bevi un bicchiere d'acqua prima di ogni pasto per aumentare la tua sensazione di sazietà e prevenire attacchi di fame e sbalzi d'umore.
- Integra regolarmente alimenti ricchi di magnesio, come semi di zucca o cioccolato fondente, nella tua dieta per ridurre lo stress e rafforzare la tua resilienza psicologica.
- Evita distrazioni come la televisione o lo smartphone durante i pasti per promuovere la tua consapevolezza e goderti i pasti in modo più consapevole.
- Prepara i tuoi pasti con amore e gioia, poiché emozioni positive durante la cucina si trasferiscono sul cibo e favoriscono il tuo benessere.
- Mangia all'aperto ogni volta che è possibile per godere della natura e dell'aria fresca, migliorando così il tuo umore.
- Ascolta il tuo corpo e mangia solo quando hai veramente fame, per rafforzare il tuo equilibrio interiore e sviluppare un rapporto sano con il cibo.
- Utilizza prodotti stagionali e locali nella tua cucina per vivere la varietà della natura e supportare la tua salute mentale attraverso alimenti freschi e nutrienti.

Revisione - 2. Benessere mentale attraverso l'alimentazione

Il benessere psicologico e l'alimentazione sono strettamente interconnessi. Ciò che mangiamo influisce non solo sulla nostra salute fisica, ma anche sul nostro umore, sulla nostra resistenza allo stress e sulle nostre capacità cognitive. La chiave per uno stato d'animo equilibrato risiede in un approccio olistico che considera sia l'apporto nutrizionale del cervello sia la salute dell'intestino. Modificando consapevolmente la propria alimentazione, è possibile contribuire attivamente al proprio benessere psicologico.

Un elemento importante è l'adeguato apporto di determinati nutrienti. Gli amminoacidi come il triptofano, precursore del neurotrasmettitore dell'umore serotonina, si trovano ad esempio nel tacchino, nelle noci e nei kiwi. Anche i micronutrienti come le vitamine del gruppo B, il magnesio e lo zinco giocano un ruolo cruciale per il funzionamento del sistema nervoso. Pertanto, integrate regolarmente alimenti come cereali integrali, verdure a foglia verde, noci e pesce grasso – un'eccellente fonte di acidi grassi omega-3 – nella vostra dieta. Inoltre, ricordatevi di mantenere un'adeguata idratazione, poiché la disidratazione può avere effetti negativi sul vostro umore e sulla vostra concentrazione.

Oltre alla composizione nutrizionale, anche il ritmo dei vostri pasti gioca un ruolo importante. Orari regolari per i pasti stabilizzano i livelli di zucchero nel sangue e prevengono attacchi di fame che spesso si accompagnano a sbalzi d'umore. Cercate di collocare il vostro pasto principale a mezzogiorno, quando il vostro metabolismo è più attivo, e evitate cene tardive per favorire un sonno ristoratore. Fate attenzione anche a una composizione equilibrata dei vostri pasti. Preferite carboidrati complessi rispetto a quelli raffinati e riducete il consumo di alimenti altamente trasformati. Sperimentate con alimenti probiotici come yogurt o crauti per sostenere la salute del vostro intestino, poiché una flora intestinale equilibrata ha un effetto positivo sul vostro stato mentale.

L'implementazione di un simile regime alimentare può inizialmente sembrare una sfida nella vita quotidiana. Iniziate con piccoli passi realistici. Ad esempio, sostituite il pane bianco con pane integrale o integrate una porzione di pesce grasso nella vostra dieta una volta alla settimana. Riflettete regolarmente sulle vostre abitudini alimentari e identificate possibili ostacoli. Se, ad esempio, tendete a mangiare dolci quando siete stressati, considerate strategie alternative per gestire lo stress, come esercizi di rilassamento o una conversazione con una persona fidata. Non esitate a chiedere supporto professionale a un nutrizionista o a uno psicologo se vi sentite sopraffatti.

Una dieta equilibrata è un investimento nel vostro benessere psicologico. Con ogni passo consapevole che fate verso un'alimentazione più sana, rafforzate la vostra resilienza psicologica e create le basi per una vita equilibrata e soddisfacente. È un processo che richiede tempo e pazienza, ma gli effetti positivi sulla vostra salute mentale vi motiveranno a lungo termine e vi aiuteranno ad affrontare le sfide quotidiane con maggiore serenità.

3. Ottimizzazione delle prestazioni cerebrali

Chi non conosce quei momenti in cui il cervello sembra lavorare come attraverso una nebbia? La scienza moderna dimostra che una dieta mirata può influenzare in modo significativo le capacità cognitive. Attraverso la giusta selezione di nutrienti, è possibile migliorare sistematicamente le prestazioni mentali - dalla concentrazione mattutina alla creatività serale. Le ultime ricerche confermano il legame diretto tra alimentazione e funzione cerebrale a livello molecolare. In questo capitolo scoprirete le strategie principali per supportare al meglio il vostro cervello.

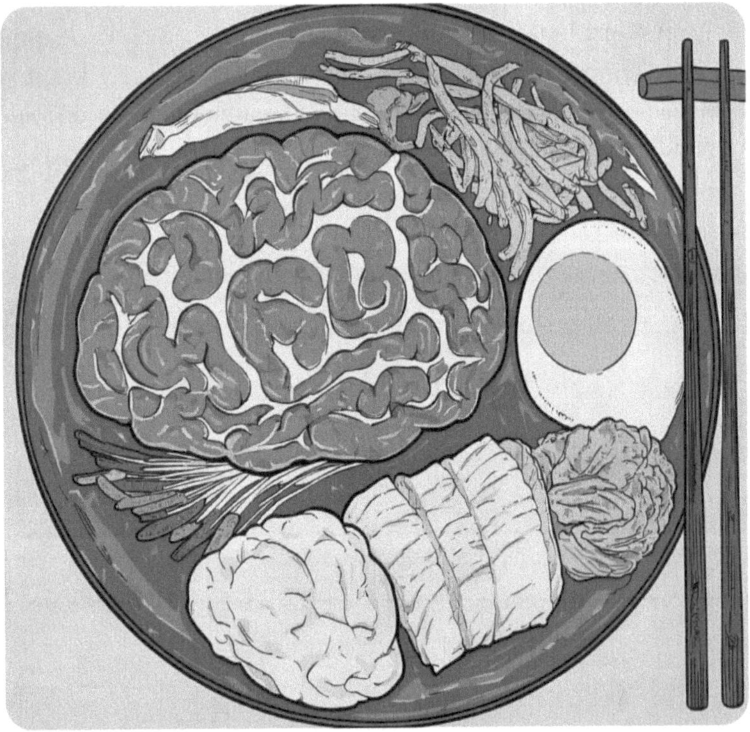

3. 1 Aumento della concentrazione

La concentrazione è essenziale per la performance e il benessere. La mancanza di concentrazione influisce non solo sulla produttività, ma anche sulla qualità della vita. Questo capitolo esplora il legame tra alimentazione e concentrazione e mostra come specifici nutrienti, un livello stabile di zucchero nel sangue e una perfetta irrorazione cerebrale influenzino le capacità cognitive. Dalla scelta dei giusti carboidrati all'importanza dei micronutrienti e di un'adeguata idratazione: scoprite come ottimizzare la vostra concentrazione attraverso una strategia alimentare mirata. Continuate a leggere e scoprite come sfruttare appieno il vostro potenziale mentale attraverso un'ottimizzazione dell'apporto nutrizionale.

Per una concentrazione ottimale e una performance cerebrale, è fondamentale un approccio olistico che consideri sia l'alimentazione (con un focus sulla stabilità della glicemia, acidi grassi essenziali e micronutrienti) sia fattori legati allo stile di vita come l'esercizio fisico, la gestione dello stress e un sonno adeguato.

Nutrienti che migliorano le prestazioni

Per lavorare in modo concentrato e raggiungere prestazioni ottimali, il cervello ha bisogno di un apporto costante di nutrienti specifici. omegafettsaeuren, in particolare l'acido docosaesaenoico (DHA), supportano i processi cognitivi e la funzione sinaptica [s51]. Un consumo regolare di pesce grasso, come salmone o sgombro, può aumentare l'apporto di DHA. Al contrario, elevate quantità di grassi saturi possono compromettere l'elaborazione cognitiva [s51]. Pertanto, è importante prestare attenzione a un equilibrio delle fonti di grasso nella propria dieta. I micronutrienti giocano anch'essi un ruolo cruciale: le vitamine del gruppo B sono essenziali per la produzione di energia e le funzioni cognitive [s52]. Una carenza può portare a stanchezza e difficoltà di concentrazione. Il ferro è importante per il trasporto dell'ossigeno e lo sviluppo neurologico [s53]. La carenza di ferro può ridurre la capacità cognitiva, anche in assenza di anemia [s52]. Lo zinco influisce sulla funzione cognitiva ed è associato alla depressione [s52]. Antiossidanti come la vitamina E e i polifenoli proteggono il cervello dallo stress ossidativo, supportando così la funzione cognitiva [s51]. Anche il tipo di carboidrati influisce sulla concentrazione. I carboidrati altamente lavorati con un alto carico glicemico possono causare fluttuazioni della glicemia, che influenzano negativamente l'umore e la concentrazione [s54]. Preferite komplexe_kohlenhydrate provenienti da cereali integrali, verdure e legumi, che mantengono più stabile il livello di zucchero nel sangue. Una dieta ricca di frutta, verdura e bacche fornisce vitamine, minerali e antiossidanti importanti che supportano la funzione cognitiva [s55] [s56]. La mediterrane_ernaehrung, ricca di frutta, verdura, olio d'oliva e pesce, è associata a un rischio ridotto di compromissioni cognitive e demenza [s55]. Assicuratevi di bere a sufficienza, poiché dehydration può portare a difficoltà di concentrazione [s57].

Funzione sinaptica

La funzione sinaptica descrive la comunicazione tra le cellule nervose. Nutrienti come DHA e vitamine del gruppo B giocano un ruolo importante per una trasmissione efficace dei segnali alle sinapsi e quindi per un'elaborazione ottimale delle informazioni nel cervello.

Grassi saturi

Se consumati in eccesso, i grassi saturi possono promuovere processi infiammatori nel corpo, che possono influenzare negativamente la salute del cervello e le funzioni cognitive. È quindi importante un consumo equilibrato di grassi.

Impatto dei nutrienti sulla funzione cognitiva

Efficacia relativa di nutrienti selezionati nel supportare la funzione cognitiva.

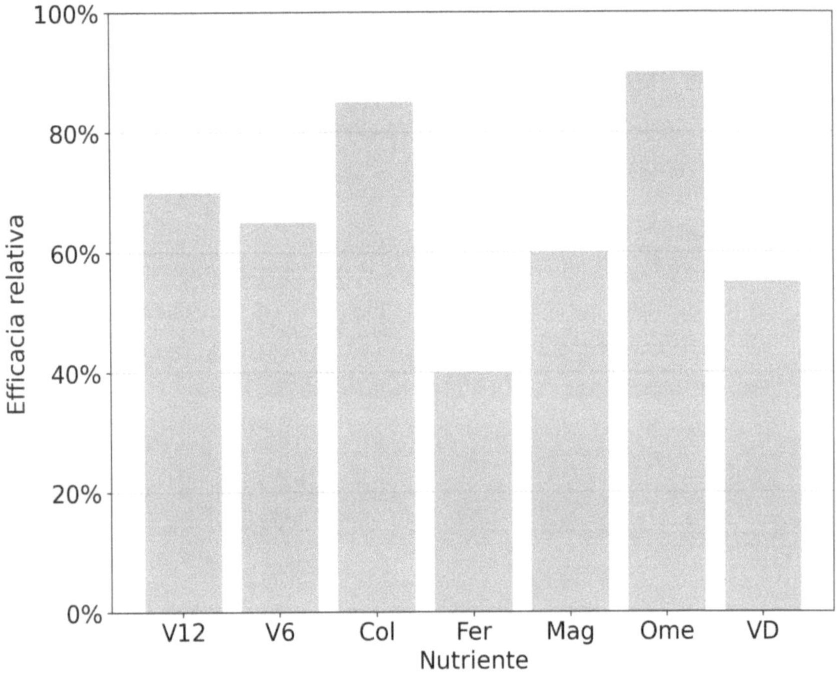

Col: Colina

Fer: Ferro

Mag: Magnesio

Ome: Omega-3

V12: Vitamina B12

V6: Vitamina B6

VD: Vitamina D

Mentre tutti i nutrienti elencati svolgono un ruolo nella salute del cervello, alcuni dimostrano un impatto più pronunciato sulle funzioni cognitive come la concentrazione e la memoria. La colina e gli omega-3 sembrano particolarmente efficaci, suggerendo la loro importanza in una dieta che stimola il cervello. Anche le vitamine del gruppo B mostrano notevoli benefici, evidenziando il loro ruolo nei processi neurologici. Tuttavia, le risposte individuali a questi nutrienti possono variare e si raccomanda sempre un approccio equilibrato alla nutrizione.

Fornitura di energia

La fornitura di energia per il cervello si basa principalmente su glukose, che viene ottenuto dagli alimenti. Un livello costante di zucchero nel sangue è essenziale per un'ottimale funzione cerebrale, poiché il cervello non può immagazzinare riserve di glucosio [s58]. Le fluttuazioni, causate dal consumo di carboidrati rapidamente disponibili, portano a cali di energia e difficoltà di concentrazione. I cereali integrali, le verdure e i legumi forniscono carboidrati complessi, che vengono metabolizzati più lentamente e garantiscono così una fornitura di energia più uniforme. Oltre al glucosio, anche i chetoni, prodotti del metabolismo dei grassi, giocano un ruolo nella fornitura di energia del cervello [s59]. Attraverso il digiuno intermittente (IF), è possibile stimolare la produzione di chetoni, aumentando così la produzione di neurotropher_faktoren, che sono importanti per la salute neuronale e la plasticità [s59]. Un livello equilibrato di zucchero nel sangue e un'adeguata fornitura di chetoni favoriscono un apporto energetico stabile e duraturo per il cervello, che consente un lavoro concentrato. Ad esempio, una colazione a base di fiocchi d'avena e frutti di bosco può stabilizzare il livello di zucchero nel sangue e fornire energia duratura per la mattinata. Inoltre, l'integrazione di fasi di IF può stimolare la produzione di chetoni e supportare così la funzione cerebrale a lungo termine.

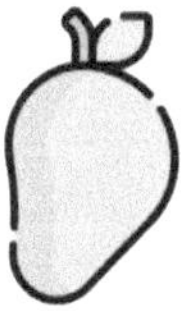

L'darmhirnachse influisce sull'umore e sul benessere psicologico attraverso la comunicazione tra intestino e cervello, che regola ormoni, appetito e bilancio energetico [s60]. Una dieta ricca di frutta e verdura supporta questa comunicazione, fornendo nutrienti importanti come i flavonoidi, che possono influenzare positivamente l'umore e ridurre il rischio di depressione [s60]. Bere a sufficienza è anche fondamentale, poiché la disidratazione può influenzare negativamente l'umore, in particolare nelle donne [s60].

Utile sapere

Disidratazione

La disidratazione, uno stato causato da una carenza di liquidi nel corpo, può compromettere la funzione cognitiva e portare a difficoltà di concentrazione. Un'adeguata assunzione di liquidi è quindi importante per un'ottimale funzione cerebrale.

Digiuno intermittente (IF)

Il digiuno intermittente è un modello alimentare in cui si alternano fasi di assunzione di cibo a fasi di digiuno. Può stimolare la produzione di chetoni e ottimizzare così la fornitura di energia al cervello, con effetti positivi sulla capacità di concentrazione.

Fonti di Energia del Cervello

Fonti di energia primarie per una funzione cerebrale ottimale.

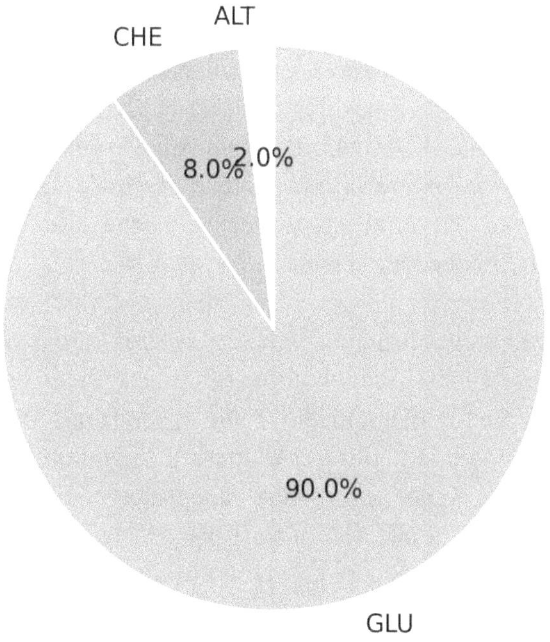

- ALT: Altro
- CHE: Chetoni (dai Grassi)
- GLU: Glucosio (dai Carboidrati)

Il cervello dipende fortemente dal glucosio per l'energia, evidenziando l'importanza di una dieta equilibrata con adeguati carboidrati complessi. Mentre i chetoni possono fornire una fonte di energia alternativa, rappresentano una proporzione minore. Concentrarsi su un apporto costante di glucosio attraverso sane abitudini alimentari può supportare in modo significativo la funzione cognitiva e il benessere mentale.

Promozione della circolazione sanguigna

Una sufficiente circolazione cerebrale è essenziale per prestazioni cognitive ottimali, poiché garantisce l'apporto di ossigeno e nutrienti al cervello. L'attività fisica aumenta il flusso sanguigno nel cervello, migliorando così l'apporto alle cellule cerebrali. [s61] Anche un'attività moderata, come una passeggiata veloce di 30 minuti, può aumentare in modo misurabile la circolazione e influenzare positivamente le capacità cognitive. Integrare quindi regolarmente sessioni di movimento nella propria routine quotidiana per promuovere la circolazione cerebrale e, di conseguenza, la concentrazione. Oltre all'attività fisica, anche altri fattori possono influenzare la circolazione cerebrale. Una dieta equilibrata, ricca di frutta, verdura e cereali integrali, contribuisce a vasi sanguigni sani e supporta così una circolazione ottimale. Lo stress cronico, al contrario, può restringere i vasi sanguigni e ridurre il flusso sanguigno nel cervello. Tecniche di rilassamento come meditazione o yoga possono aiutare a ridurre lo stress e migliorare la circolazione.

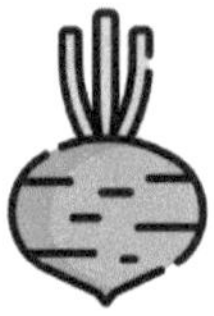

Anche un sonno adeguato è importante, poiché durante il sonno i vasi sanguigni nel cervello si espandono e i prodotti di scarto vengono rimossi. Prestate attenzione a una combinazione di movimento regolare, alimentazione sana, gestione dello stress e sonno sufficiente per supportare al meglio la circolazione cerebrale e aumentare la vostra capacità di concentrazione. Ad esempio, la combinazione di una passeggiata mattutina e una dieta equilibrata con cereali integrali, frutta e verdura può avere un effetto positivo sulla circolazione cerebrale e sulle capacità cognitive durante la giornata.

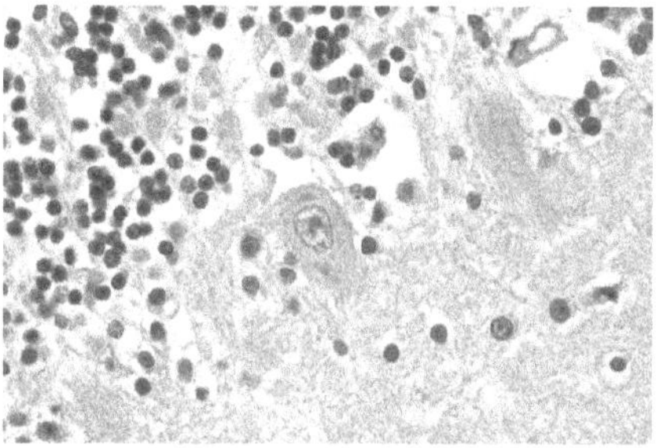

Yoga [i24]

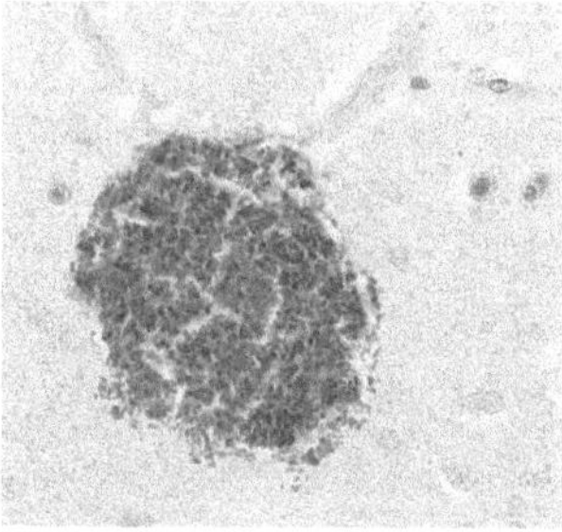

vaso sanguigno [i25]

Utile sapere

Cerebrale

Si riferisce al cervello e alle sue funzioni che influenzano la capacità di concentrazione.

Cognitivo

Si riferisce ai processi mentali come pensare, apprendere, ricordare e percepire, che sono importanti per una capacità di concentrazione ottimale.

Meditazione

Una pratica che può migliorare la concentrazione attraverso la consapevolezza e la focalizzazione.

Yoga

Esercizi fisici e mentali che possono ridurre lo stress e promuovere la capacità di concentrazione.

Impatto del Flusso Sanguigno sulla Funzione Cognitiva

Correlazione tra flusso sanguigno cerebrale e prestazioni cognitive.

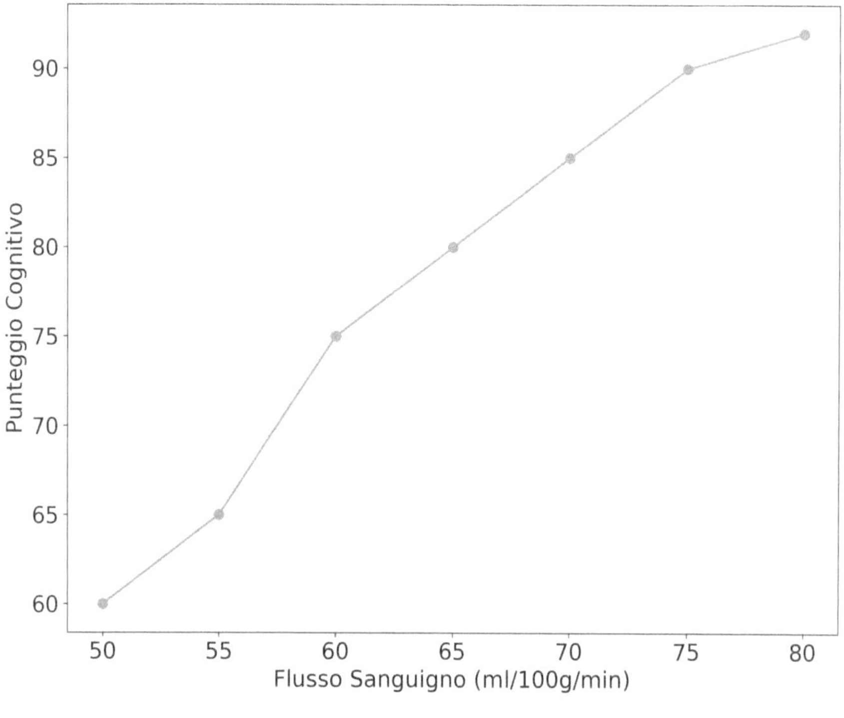

Questo grafico illustra una correlazione positiva tra il flusso sanguigno cerebrale e la funzione cognitiva. All'aumentare del flusso sanguigno, tendono a migliorare anche le misure delle prestazioni cognitive come concentrazione, memoria e velocità di elaborazione. Ciò suggerisce che un flusso sanguigno adeguato è fondamentale per una funzione cerebrale ottimale e per il benessere mentale. Tuttavia, è importante notare che la correlazione non equivale alla causalità e altri fattori possono influenzare le prestazioni cognitive.

Consigli concreti

- Allena il tuo cervello risolvendo regolarmente enigmi o imparando una nuova lingua per promuovere la plasticità neuronale e migliorare così la concentrazione.
- Crea un ambiente olfattivo stimolante con oli essenziali come rosmarino o limone prima di lavori concentrati, per aumentare l'attenzione.
- Sfrutta il potere della musica: ascolta brani strumentali o suoni della natura durante attività focalizzate per favorire la tua concentrazione e minimizzare le distrazioni.
- Integra brevi pause di movimento nella tua giornata lavorativa per stimolare la circolazione e guadagnare nuova energia per lavorare in modo concentrato.
- Varia il tuo ambiente di apprendimento per prolungare la capacità di attenzione e migliorare l'assimilazione. Studia a volte in giardino, a volte in biblioteca.
- Visualizza il completamento riuscito di un compito prima di iniziarlo, per aumentare la tua motivazione e concentrazione.
- Aumenta la tua capacità di concentrazione osservando regolarmente il tuo respiro e respirando profondamente in modo consapevole, per aumentare il livello di ossigeno nel sangue.
- Allena i tuoi muscoli della concentrazione attraverso compiti focalizzati nella vita quotidiana, come ascoltare consapevolmente un interlocutore o preparare con attenzione una tazza di tè.
- Crea un ambiente di lavoro ordinato e pulito per minimizzare le distrazioni visive e favorire la concentrazione.
- Utilizza le ore del mattino per lavorare in modo concentrato, poiché il cervello è particolarmente efficiente dopo il sonno.

3. 2 Supporto alla memoria

Una buona memoria è essenziale per il successo nella vita quotidiana e influisce in modo significativo sulla nostra qualità della vita. La dimenticanza, le difficoltà di concentrazione e i processi di apprendimento rallentati possono avere diverse cause e rappresentano una sfida per molti. Questo capitolo mette in luce le complesse interrelazioni tra alimentazione, psiche e prestazioni mnemoniche. Esaminiamo come strategie fisiche e mentali possano migliorare la capacità di memorizzazione e supportare i processi di apprendimento. In questo contesto, sia l'apporto di nutrienti essenziali che la promozione della neuroplasticità, la capacità del cervello di adattarsi e creare nuove connessioni, giocano un ruolo cruciale. Scoprite come, attraverso misure mirate, potete rafforzare la vostra memoria e ottimizzare in modo sostenibile le vostre capacità cognitive.

Per un'ottimale memoria e un duraturo benessere mentale, è fondamentale un approccio olistico che comprenda sia l'attività fisica e una dieta sana, sia la stimolazione mentale, un sonno adeguato e una gestione efficace dello stress.

Migliorare la capacità di memorizzazione

La capacità di memorizzazione può essere migliorata attraverso diverse strategie che considerano sia aspetti fisici che mentali. L'attività fisica regolare promuove la funzione cerebrale e può ridurre il rischio di disturbi cognitivi [s62] [s63]. Paragonato a un muscolo che diventa più forte attraverso l'allenamento, anche il cervello beneficia di una stimolazione regolare. Oltre allo sport, una dieta sana contribuisce in modo significativo alla salute cognitiva. In particolare, la dieta mediterranea o la dieta MIND, ricca di frutta, verdura, pesce e cereali integrali, supportano le prestazioni mnemoniche [s63] [s64]. Questi regimi alimentari forniscono al cervello nutrienti essenziali e antiossidanti. La forma mentale può essere allenata attraverso una stimolazione continua. L'apprendimento di nuove abilità, sia che si tratti di una lingua, di uno strumento musicale o di un mestiere, sfida il cervello e promuove la neuroplasticità, la capacità del cervello di adattarsi e creare nuove connessioni [s62] [s63]. Anche l'interazione sociale e la cura delle relazioni hanno un effetto positivo sulla salute cognitiva [s62]. Partecipare attivamente a conversazioni, discussioni o attività comuni mantiene il cervello mentalmente attivo. Oltre a queste misure fondamentali, ulteriori fattori possono influenzare la capacità di memorizzazione. Un sonno adeguato è essenziale per la consolidazione della memoria, il processo in cui le informazioni vengono trasferite dalla memoria a breve termine a quella a lungo termine [s63]. La mancanza cronica di sonno, al contrario, compromette le prestazioni mnemoniche. La gestione dello stress e la stabilità emotiva giocano anch'esse un ruolo, poiché lo stress prolungato può influenzare negativamente le funzioni cognitive [s63]. Tecniche di rilassamento come la meditazione o lo yoga possono aiutare a ridurre lo stress e promuovere la chiarezza mentale. Anche la supplementazione mirata con determinati nutrienti può essere presa in considerazione. Studi suggeriscono che l'assunzione di acidi grassi specifici può migliorare l'apprendimento, la memoria e il benessere cognitivo [s65]. Questi acidi grassi, in particolare omegafettsaeuren, sono importanti per la funzione cerebrale e possono aumentare la circolazione sanguigna nel cervello [s66] [s65]. I

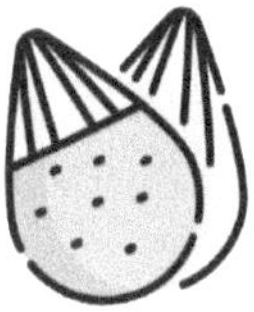

vegetariani tendono a ottenere risultati migliori nei test di memoria rispetto ai carnivori, il che potrebbe essere attribuito a diverse abitudini alimentari e all'assunzione di determinati nutrienti [s67]. Tuttavia, è importante notare che l'effetto degli nahrungsergaenzungsmitteln può variare da individuo a individuo e dipende da fattori come il livello di partenza nel cervello, il livello di insulina e le abitudini alimentari generali [s67]. Una dieta equilibrata, ricca di fonti naturali di questi nutrienti, dovrebbe sempre essere al centro dell'attenzione. Una tale dieta, combinata con un'attività fisica regolare, può avere effetti sinergici sulla funzione cognitiva [s66]. In sintesi, il miglioramento della capacità di memorizzazione è un processo complesso che richiede un approccio olistico. - Attività fisica, - dieta sana, - stimolazione mentale, - sonno adeguato, - gestione dello stress e - eventualmente la supplementazione mirata con determinati nutrienti possono contribuire a ottimizzare le prestazioni mnemoniche e mantenere la salute cognitiva a lungo termine. È importante considerare le esigenze e le condizioni individuali e, se necessario, consultare un medico.

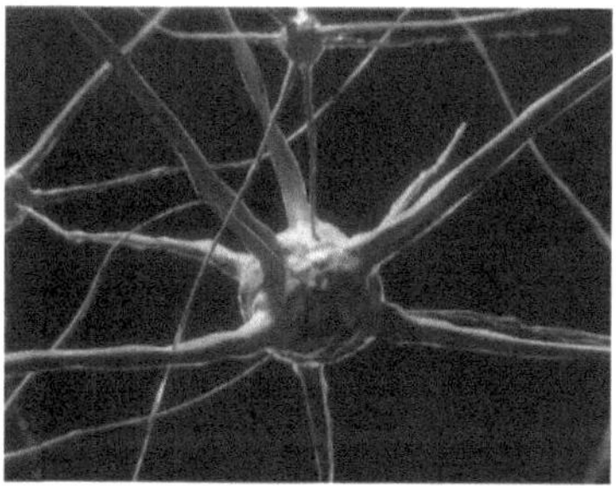

Neuroplasticità [i26]

Utile sapere

Antiossidanti

Sostanze che proteggono le cellule dai danni causati dai radicali liberi e possono contribuire a mantenere la salute cerebrale, influenzando positivamente la capacità di memorizzazione.

Consolidazione della memoria

Processo in cui le informazioni vengono trasferite dalla memoria a breve termine a quella a lungo termine e consolidate, essenziale per la memorizzazione duratura dei ricordi.

Disturbi cognitivi

Limitazioni delle capacità mentali che possono influenzare aree come memoria, attenzione, linguaggio e risoluzione dei problemi, e che possono avere un impatto negativo sulla capacità di memorizzazione.

Effetti sinergici

L'interazione di diversi fattori, come alimentazione e movimento, che si rinforzano a vicenda e portano a una migliore funzione cognitiva e capacità di memorizzazione.

Neuroplasticità

La capacità del cervello di cambiare attraverso l'apprendimento e nuove esperienze, formando nuove connessioni tra le cellule nervose, che è alla base dell'apprendimento e della memoria.

Impatto dei nutrienti sulla memoria

Efficacia dei nutrienti per il miglioramento della memoria.

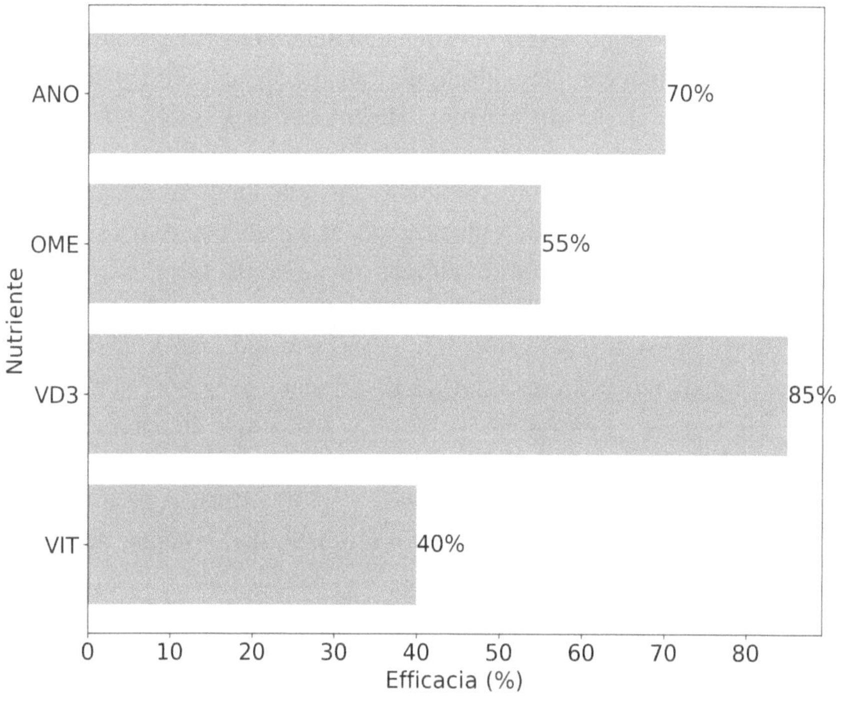

ANO: Antiossidanti

OME: Omega-3

VD3: Vitamina D

VIT: Vitamine del gruppo B

Gli Omega-3 mostrano la più forte associazione con il miglioramento della memoria, seguiti dalle vitamine del gruppo B. Anche la vitamina D e gli antiossidanti contribuiscono, ma in misura minore. Ciò suggerisce di dare priorità all'assunzione di Omega-3 e vitamine del gruppo B per una funzione cognitiva ottimale.

Supportare i processi di apprendimento

L'apprendimento e la memoria sono strettamente legati all'apporto di nutrienti essenziali al cervello. Un apporto ottimale di nutrienti ha un effetto positivo sulle funzioni neuronali e sulla synaptische_plastizitaet, ovvero la capacità del cervello di formare nuove connessioni [s68]. Ad esempio, ormoni provenienti dal tratto gastrointestinale, come la leptina e la grelina, possono promuovere la plasticità sinaptica e influenzare così l'apprendimento e la formazione della memoria [s68]. In questo contesto, è particolarmente importante il *fattore neurotrofico derivato dal cervello* (BDNF), una proteina che supporta la crescita e la sopravvivenza dei neuroni, influenzando in modo decisivo le capacità cognitive [s68]. Al contrario, elevate quantità di acidi grassi saturi possono compromettere l'elaborazione cognitiva e aumentare il rischio di disturbi neurologici [s68]. Un cambiamento nella dieta verso ungesaettigten_fettsaeuren, come quelli presenti nel pesce, nelle noci e negli oli vegetali, può quindi supportare i processi di apprendimento. Oltre ai macronutrienti, anche i mikronaehrstoffe, come le vitamine del gruppo B e il ferro, sono essenziali per la salute cognitiva [s69]. Contribuiscono a un funzionamento ottimale del sistema nervoso e influenzano i processi cognitivi. Una carenza di questi micronutrienti può ridurre le prestazioni del cervello. Ad esempio, una carenza di ferro può portare a difficoltà di concentrazione e a una ridotta capacità di memoria. Una dieta equilibrata con alimenti come cereali integrali, legumi, verdure a foglia verde e carne magra può contribuire a garantire l'apporto di questi importanti micronutrienti [s69]. Inoltre, la dieta influisce sulla funzione cerebrale attraverso il cosiddetto asse microbiota-intestino-cervello [s69]. I microrganismi presenti nell'intestino producono vari metaboliti che possono raggiungere il cervello attraverso il flusso sanguigno e modulare i processi neuronali. Una dieta ricca di fibre, con molta frutta e verdura, promuove una flora intestinale sana e può quindi influenzare

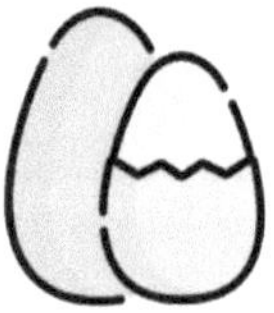

positivamente anche i processi di apprendimento. Un elevato consumo di alimenti sani in generale può ridurre il rischio di compromissioni cognitive e migliorare la qualità della vita [s69].

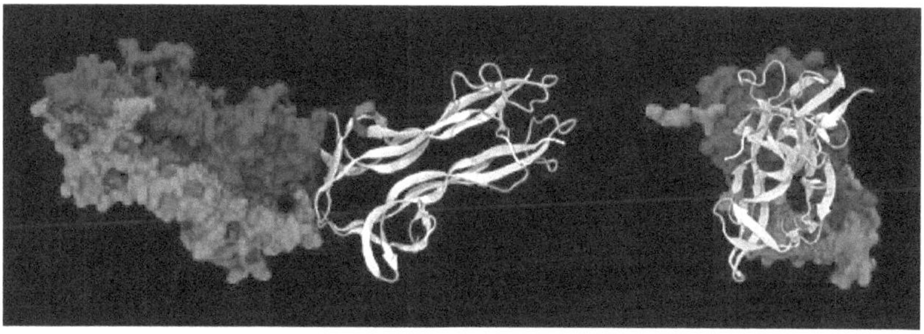

Fattore neurotrofico derivato dal cervello [i27]

Utile sapere

Asse Microbiota-Intestino-Cervello

L'asse microbiota-intestino-cervello descrive l'interazione complessa tra i microrganismi nell'intestino, l'intestino stesso e il cervello. La flora intestinale produce metaboliti che possono influenzare il cervello attraverso il flusso sanguigno o il sistema nervoso e modulare le funzioni cognitive.

Fattore Neurotrofico Derivato dal Cervello

Il fattore neurotrofico derivato dal cervello (BDNF) è una proteina che promuove la crescita, lo sviluppo e la sopravvivenza delle cellule nervose. Gioca un ruolo cruciale nella plasticità sinaptica e nella formazione della memoria. Un aumento dei livelli di BDNF è associato a funzioni cognitive migliorate.

Impatto della nutrizione sull'apprendimento

Prestazioni di apprendimento in relazione all'apporto di nutrienti e all'investimento di tempo.

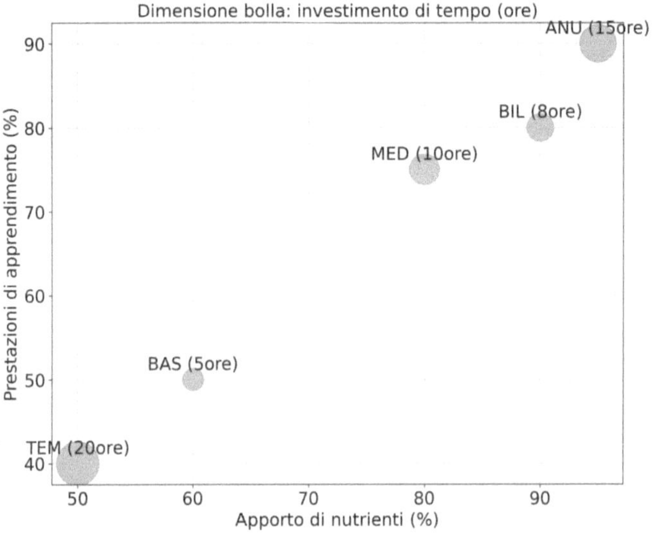

Blasengröße: Investimento di tempo (ore)

ANU: Elevato apporto di nutrienti e tempo

BAS: Basso apporto di nutrienti e tempo

BIL: Approccio equilibrato

MED: Nutrienti e tempo moderati

TEM: Tempo elevato, basso apporto di nutrienti

Il grafico suggerisce una correlazione positiva tra l'apporto di nutrienti e le prestazioni di apprendimento, soprattutto se combinato con un tempo di apprendimento sufficiente. Livelli più elevati di entrambi i fattori generalmente portano a risultati migliori. Tuttavia, un investimento di tempo eccessivo senza un'adeguata nutrizione non produce miglioramenti sostanziali, evidenziando l'importanza di un apporto nutrizionale equilibrato per un apprendimento ottimale.

Promuovere la neuroplasticità

La neuroplasticità, la capacità del cervello di cambiare e adattarsi, può essere promossa attraverso diverse misure mirate. Oltre alle strategie già menzionate, come la stimolazione mentale e un sonno adeguato, l'attività fisica e la nutrizione giocano un ruolo decisivo. L'esercizio fisico stimola la produzione di neurotropher_faktoren, che favoriscono la crescita e la sopravvivenza dei neuroni, migliorando così le prestazioni mnemoniche [s70]. L'allenamento regolare, che si tratti di corsa, nuoto o yoga, ha un effetto positivo sulla struttura e sulla funzione del cervello, stimolando la formazione di nuove connessioni neuronali [s70]. Parallelamente, la nutrizione influisce sulla neuroplasticità fornendo al cervello i mattoni necessari. Gli acidi grassi polinsaturi a catena lunga (PUFAs), in particolare il DHA, sono essenziali per lo sviluppo cerebrale e la mielinizzazione dei neuroni, che accelera la trasmissione delle informazioni [s71]. Pertanto, il consumo mirato di alimenti ricchi di DHA, come il pesce grasso, può supportare la plasticità neuronale [s71]. La combinazione di attività fisica e una dieta mirata alla salute del cervello amplifica ulteriormente questi effetti, portando a un miglioramento sostenibile delle funzioni cognitive [s72]. La riduzione calorica può anche influenzare positivamente la synaptische_plastizitaet e aumentare le capacità cognitive [s72]. Una dieta equilibrata con un adeguato apporto di PUFAs, esercizio regolare e un apporto calorico moderato costituiscono così una solida base per un cervello flessibile e performante.

Fattori che influenzano la neuroplasticità

Fattori chiave che contribuiscono alla plasticità cerebrale.

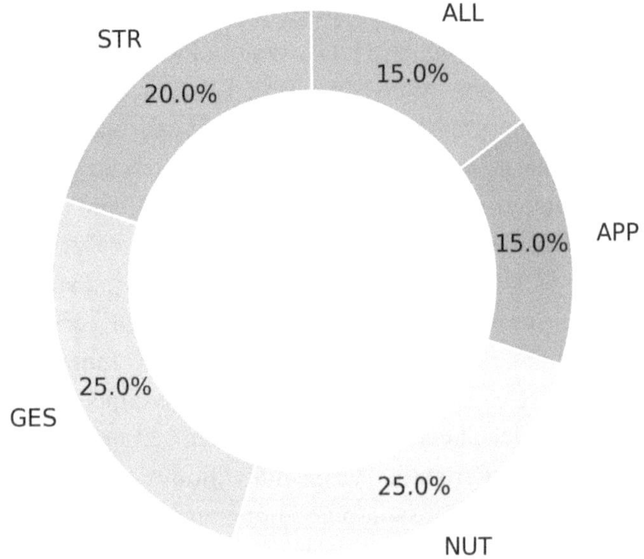

ALL: Allenamento (Attività fisica)

APP: Apprendimento (Stimolazione Cognitiva)

GES: Gestione dello stress

NUT: Nutrizione (Dieta sana)

STR: Sonno (Ristoratore)

Questo grafico evidenzia l'interconnessione dei fattori dello stile di vita che influenzano la neuroplasticità. Mentre l'alimentazione fornisce gli elementi costitutivi per la salute del cervello, un sonno adeguato è fondamentale per il consolidamento e la potatura sinaptica. Le tecniche di gestione dello stress sono essenziali per mitigare l'impatto negativo dello stress cronico sulla plasticità cerebrale. Infine, il coinvolgimento mentale e fisico costante attraverso l'apprendimento e l'esercizio stimola direttamente la crescita neuronale e la formazione di connessioni. Un approccio olistico che comprenda tutte queste aree è fondamentale per una salute ottimale del cervello e per promuovere la neuroplasticità.

Consigli concreti

- Collegate l'apprendimento di nuove informazioni a un movimento concreto, a un profumo o a un sapore, per facilitare il richiamo della memoria in seguito.
- Raccontate a qualcuno ciò che avete appena appreso, per consolidare le informazioni nella memoria e al contempo mantenere i contatti sociali.
- Cambiando regolarmente i vostri percorsi e le vostre routine, fornite al cervello nuovi stimoli e stimolate la formazione di nuove connessioni neuronali.
- Sviluppate un vostro ausilio mnemonico, ad esempio una rima o una storia, per ricordare più facilmente informazioni complesse.
- Utilizzate il metodo dei loci, immaginando un luogo familiare e collocando visivamente le informazioni da ricordare lì.
- Imparate in ambienti diversi, per favorire l'associazione delle informazioni con contesti differenti e facilitare il richiamo.
- Sfida regolarmente la tua memoria con piccoli giochi, come ricordare liste della spesa o ripetere sequenze di numeri.
- Collegate informazioni astratte a immagini concrete o emozioni, per migliorare la memorizzazione.
- Studiate in brevi unità concentrate con pause regolari, per ottimizzare la capacità di assorbimento del cervello.
- Ripetete ciò che avete appreso a intervalli sempre più ampi, per garantire la memorizzazione a lungo termine.
- Fidatevi della vostra intuizione e sviluppate un senso di quali metodi di apprendimento funzionano meglio per voi.

3. 3 Resistenza mentale

La resistenza mentale è la chiave per una performance duratura e il benessere. Influenza la concentrazione, la presa di decisioni e la resistenza allo stress: fattori decisivi per il successo nella vita quotidiana e nel lavoro. Tuttavia, il nostro stile di vita moderno pone elevate richieste alle nostre risorse cognitive e comporta rischi di esaurimento mentale. Un'ottimizzazione mirata dell'alimentazione e dello stile di vita può contrastare queste sfide. Scoprite in questo capitolo come costruire e mantenere a lungo termine la vostra forza mentale.

La resistenza mentale non è una caratteristica statica, ma un'interazione dinamica tra alimentazione, recupero e attività mentale, che può essere continuamente promossa e rafforzata da uno stile di vita sano.

Prestazioni durature

Le prestazioni durature si basano su un complesso intreccio di alimentazione, equilibrio energetico e funzione neuronale. Una dieta con un adeguato apporto di omegafettsaeuren supporta kognitive_prozesse e la synaptische_plastizitaet, la capacità del cervello di adattarsi e apprendere [s73]. Allo stesso tempo. un eccesso di gesaettigte_fettsaeuren può compromettere l'elaborazione cognitiva [s73]. Ormoni legati all'assunzione di cibo, come la leptina e ghrelina, influenzano anche i processi di apprendimento e memoria [s73]. Chi consuma regolarmente fast food grasso rischia non solo un aumento di peso, ma anche una potenziale compromissione delle capacità cognitive. Il digiuno intermittente offre un ulteriore approccio per ottimizzare la funzione cerebrale. Alternando fasi di assunzione di cibo e digiuno, il corpo cambia la sua fonte di energia da glucosio a riserve di grasso. In questo processo si formano chetoni, che il cervello utilizza come fonte di energia alternativa [s74]. Allo stesso tempo, aumenta la produzione del fattore neurotrofico derivato dal cervello (BDNF), che promuove la plasticità neuronale e la resistenza allo stress [s74]. Migliora anche la sensibilità all'insulina, favorendo l'assunzione di glucosio da parte dei neuroni e quindi i processi neuroplastici [s74]. Diverse forme di digiuno intermittente, come il pasto limitato nel tempo o il digiuno periodico, influenzano in modo diverso il metabolismo e i ritmi circadiani [s74]. Inoltre, il digiuno intermittente può influenzare positivamente la flora intestinale, supportando la funzione cognitiva attraverso l'darmhirnachse [s74].

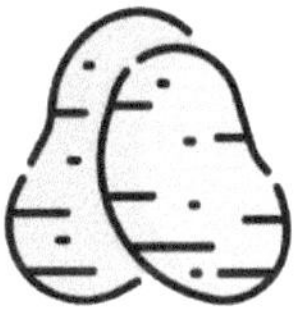

Gli antiossidanti giocano un ruolo importante per la resistenza mentale, poiché contrastano lo oxidativem_stress [s75]. Una dieta ricca di frutta e verdura fornisce queste importanti sostanze protettive e può così promuovere il recupero e le prestazioni a lungo termine [s75]. La combinazione di attività fisica e una dieta ricca di antiossidanti, come quella a base vegetale, ottimizza l'adattabilità del corpo e può ridurre i tempi di recupero [s75].

Utile sapere

Ghrelin

Un ormone prodotto principalmente nello stomaco che stimola l'appetito. Gioca un ruolo importante nella regolazione dell'assunzione di cibo e dell'equilibrio energetico. La ghrelina può anche influenzare le funzioni cognitive.

Antiossidanti

Sostanze che proteggono le cellule dallo stress ossidativo neutralizzando i radicali liberi. Gli antiossidanti sono importanti per la salute del cervello e possono supportare le capacità cognitive.

Digiuno intermittente

Un modello alimentare in cui le fasi di assunzione di cibo si alternano a fasi di digiuno. Esistono diverse varianti, come il pasto limitato nel tempo o il digiuno periodico. Il digiuno intermittente può avere effetti positivi sul metabolismo, sulla salute intestinale e sulle capacità cognitive.

Ritmi circadiani

Ritmi biologici con un periodo di circa 24 ore che regolano molte funzioni corporee, tra cui il ciclo sonno-veglia, la produzione di ormoni e il metabolismo. Un'alimentazione regolare e un sonno adeguato possono supportare questi ritmi e quindi promuovere le capacità cognitive.

Prestazioni mentali nel tempo

Illustra l'impatto di un'alimentazione sostenuta sulle prestazioni mentali.

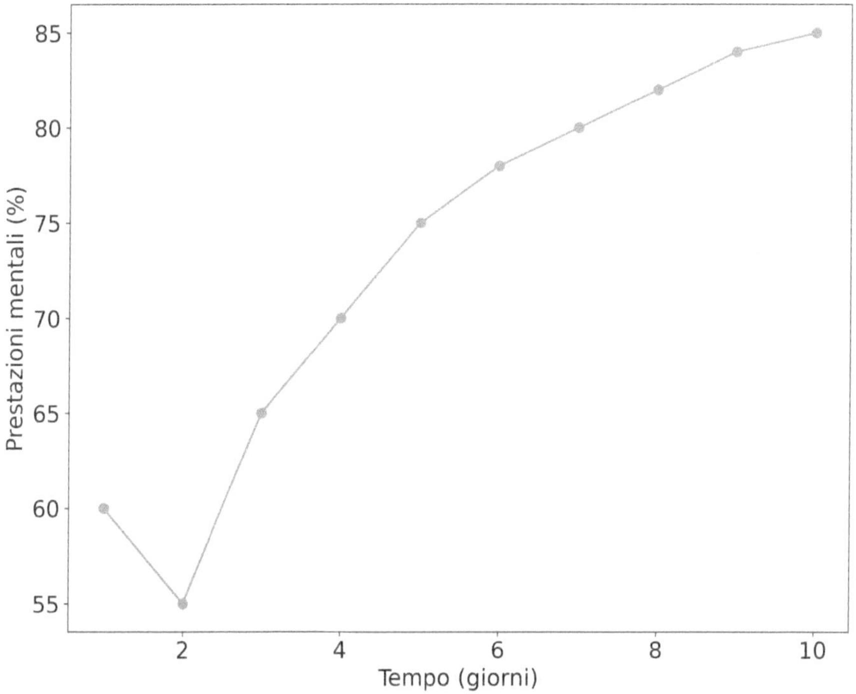

Questo grafico mostra come un'alimentazione sana e costante possa portare a prestazioni mentali stabili per un periodo prolungato, evitando cali significativi e mantenendo un livello medio di prestazioni più elevato rispetto a un'assunzione nutrizionale incoerente. Il calo iniziale rappresenta l'esperienza comune di un calo delle prestazioni senza un'adeguata alimentazione, mentre l'aumento sostenuto indica gli effetti positivi di un'alimentazione consapevole e costante.

Prevenzione dell'affaticamento

La continua capacità cognitiva non dipende solo dai macronutrienti, ma anche da micronutrienti come la vitamina B12, il folato e lo zinco. Una carenza di queste sostanze può portare a stanchezza e perdite cognitive, paragonabili a un motore che non funziona correttamente a causa della mancanza di olio [s76] [s77]. Al contrario, un'adeguata fornitura di questi micronutrienti promuove la produzione di energia e la funzione neuronale, le basi della resistenza mentale [s77]. Oltre alla dieta, anche l'ambiente in cui ci troviamo può influenzare la nostra capacità mentale. Il moderno e spesso mondo sovraccarico di stimoli può ridurre la nostra capacità di attenzione e portare a esaurimento mentale [s78]. Studi dimostrano che trascorrere del tempo nella natura riduce lo stress, l'ansia e i disturbi depressivi, migliorando al contempo le funzioni cognitive [s78]. Anche una breve passeggiata nel parco può favorire la concentrazione e accelerare il recupero mentale. L'affaticamento mentale è una forma di esaurimento psicobiologico, che si verifica a causa di un prolungato impegno cognitivo e riduce la capacità di prestazione [s79]. Riconoscere precocemente questo affaticamento è importante per evitare l'esaurimento cronico o altri disturbi [s79]. Le conseguenze possono variare da errori professionali a incidenti stradali, spesso attribuibili a conducenti stanchi [s79]. A differenza dello stress, che non necessariamente si accompagna all'affaticamento, l'affaticamento mentale compromette l'attenzione e le funzioni esecutive [s79]. I compiti di antisaccade, che testano le reazioni di inibizione, possono aiutare a misurare oggettivamente l'affaticamento mentale [s79]. I processi neuronali dell'affaticamento mentale riguardano principalmente le aree cerebrali frontali e occipitali e portano a una ridotta capacità cognitiva [s79]. I entzuendungsprozesse, favoriti da una dieta poco salutare, aumentano anche il rischio di malattie mentali [s76]. Una dieta equilibrata con un adeguato apporto di micronutrienti e soggiorni regolari nella natura contribuiscono a

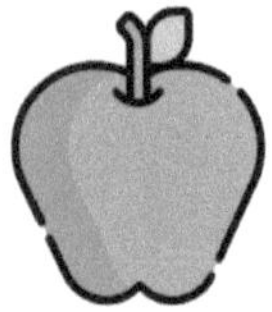

prevenire l'affaticamento mentale e a mantenere a lungo termine la capacità cognitiva.

Utile sapere

Esaurimento psicobiologico
L'esaurimento psicobiologico è uno stato che coinvolge sia la psiche che il corpo e si verifica a causa di un carico mentale prolungato. Può portare a una riduzione della capacità di prestazione, sbalzi d'umore e disturbi fisici.

Mondo sovraccarico di stimoli
Un mondo sovraccarico di stimoli, caratterizzato da un flusso costante di informazioni e alte richieste, può portare a stress, esaurimento mentale e una ridotta capacità di concentrazione, compromettendo la resilienza mentale.

Aree cerebrali occipitali
Le aree cerebrali occipitali sono principalmente responsabili dell'elaborazione delle informazioni visive. In caso di affaticamento mentale, l'elaborazione degli stimoli visivi può essere compromessa.

Perdite cognitive
Le perdite cognitive descrivono un deterioramento delle capacità mentali, come concentrazione, memoria e decisione. Possono derivare da carenze di micronutrienti, stress o mancanza di sonno e ridurre la resilienza mentale.

Strategie di prevenzione dell'affaticamento mentale

Confronto di efficacia

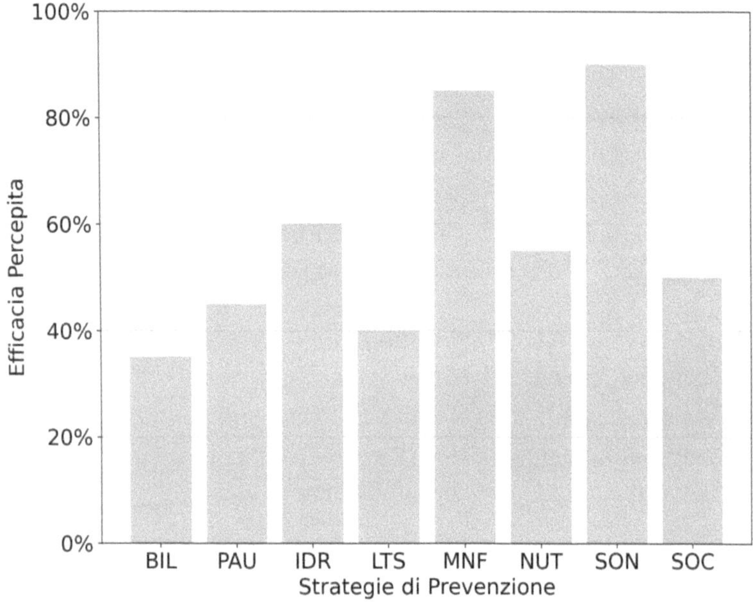

BIL: Stile di vita equilibrato (lavoro/vita privata)

IDR: Idratazione (Assunzione di acqua)

LTS: Limitare gli stimolanti (caffeina, ecc.)

MNF: Mindfulness/Meditazione

NUT: Dieta sana (Pasti equilibrati)

PAU: Pause regolari/movimento

SOC: Interazione/Supporto sociale

SON: Sonno sufficiente (7-9 ore)

Questo grafico evidenzia l'efficacia relativa di varie strategie di prevenzione dell'affaticamento mentale. Dare priorità al sonno e alle pratiche di mindfulness sembra produrre i benefici più significativi. Mentre l'interazione sociale e una sana alimentazione sono importanti, il loro impatto diretto sulla riduzione dell'affaticamento, secondo questi dati, sembra meno pronunciato. Anche le pause regolari e uno stile di vita equilibrato contribuiscono, anche se in misura minore rispetto al sonno e alla mindfulness. Ciò suggerisce che concentrarsi sulla qualità del sonno e incorporare tecniche di mindfulness potrebbe essere particolarmente utile per combattere l'affaticamento mentale.

Promozione della rigenerazione

La rigenerazione costituisce la base per una duratura capacità mentale. Un sonno sufficiente è indispensabile, poiché in questo periodo i contenuti della memoria vengono consolidati e le connessioni neuronali vengono rafforzate [s80]. Chi dorme costantemente troppo poco rischia di subire perdite di prestazioni e una ridotta capacità di concentrazione. Una buona igiene del sonno, che prevede orari regolari e una routine serale rilassante, può migliorare la qualità del sonno e quindi supportare la rigenerazione. Oltre al sonno, è importante anche il rilassamento mirato per calmare il sistema nervoso e ridurre gli ormoni dello stress. Tecniche di rilassamento come la meditazione o il rilassamento muscolare progressivo possono aiutare ad accelerare il recupero mentale e aumentare la resilienza allo stress [s80]. L'attività fisica, sia moderata come lo yoga che intensa come la corsa, favorisce anch'essa la rigenerazione, migliorando la circolazione sanguigna nel cervello e supportando la riduzione degli ormoni dello stress [s80]. Invece di crollare direttamente sul divano dopo una giornata faticosa, una passeggiata all'aria aperta potrebbe promuovere la rigenerazione in modo più efficace. Combinando un sonno sufficiente, tecniche di rilassamento e movimento regolare, si può creare un ciclo rigenerativo che rafforza in modo duraturo la resistenza mentale e le prestazioni. Nuove esperienze, come l'apprendimento di una lingua o di uno strumento, stimolano il cervello e attivano processi di adattamento neuronale, che a loro volta aumentano la riserva cognitiva e la flessibilità [s81]. Così, l'integrazione di nuove sfide nella vita quotidiana non solo contribuisce alla rigenerazione, ma amplia anche il potenziale mentale.

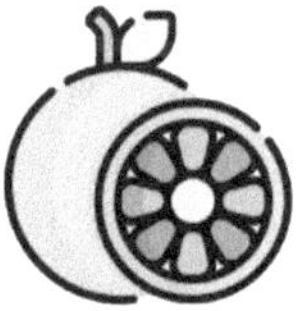

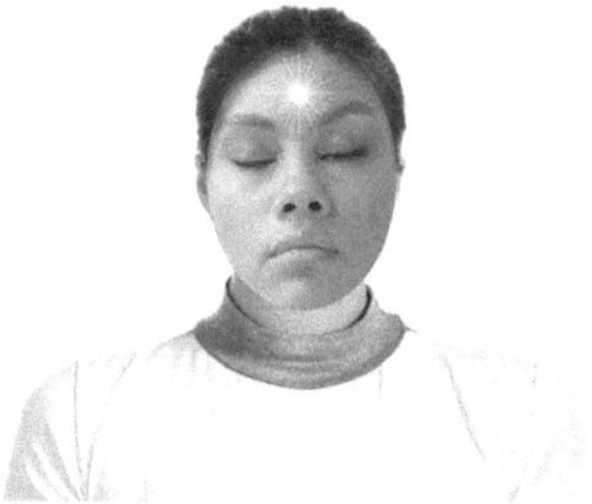

Meditazione [i28]

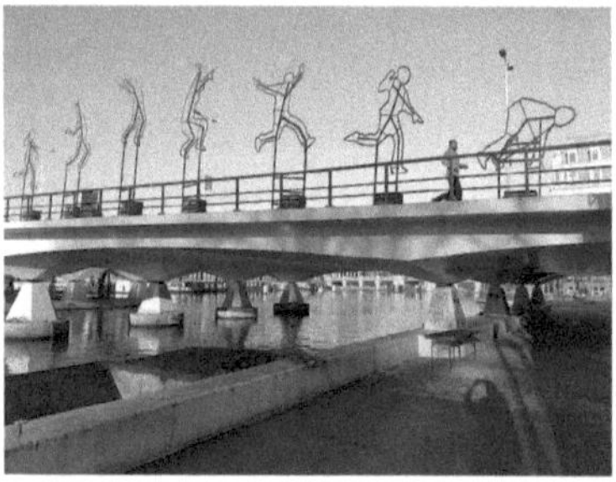

Jogging [i29]

Connessioni neuronali

Le connessioni tra le cellule nervose nel cervello. Una dieta sana con un adeguato apporto di acidi grassi omega-3 e antiossidanti può supportare la formazione e la stabilità di queste connessioni, promuovendo così le prestazioni mentali.

Rilassamento muscolare progressivo

Una tecnica di rilassamento in cui si raggiunge uno stato di profondo rilassamento attraverso la contrazione e il rilascio consapevole di diversi gruppi muscolari. Questo metodo può aiutare a ridurre lo stress e migliorare la resilienza mentale.

Processi di adattamento neuronale

La capacità del cervello di adattarsi a nuove esigenze attraverso cambiamenti nella sua struttura e funzione. Una dieta varia e la stimolazione mentale favoriscono questi processi e contribuiscono ad aumentare la flessibilità mentale.

Riserva cognitiva

La capacità del cervello di continuare a funzionare in modo efficace nonostante danni o cambiamenti legati all'età. Un ambiente stimolante e nuove esperienze di apprendimento possono rafforzare la riserva cognitiva e mantenere le prestazioni mentali.

Fattori che Influenzano la Rigenerazione Mentale

Fattori chiave per il recupero mentale.

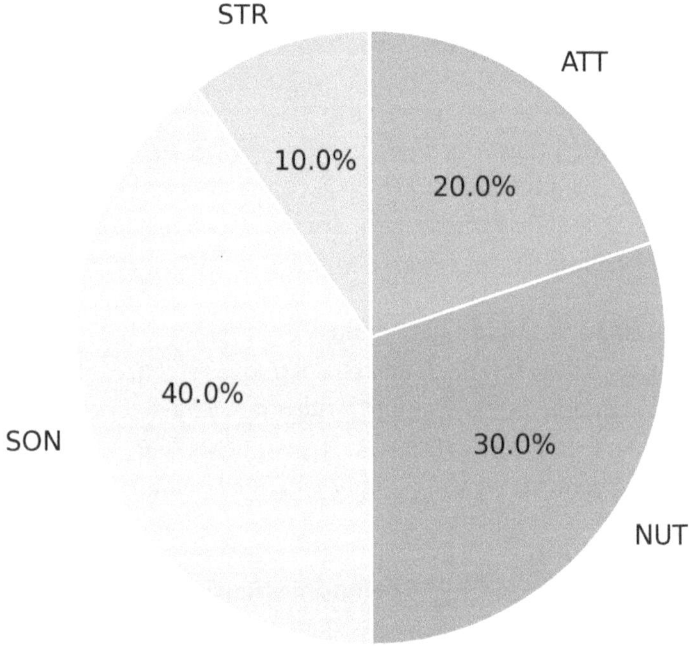

ATT: Attenzione Piena

NUT: Nutrizione

SON: Sonno

STR: Gestione dello Stress

Questo grafico evidenzia l'importanza relativa di vari fattori che contribuiscono alla rigenerazione mentale. Un sonno adeguato gioca un ruolo cruciale, sottolineando la necessità di un riposo sufficiente. L'alimentazione e le pratiche di consapevolezza contribuiscono in modo significativo, indicando l'importanza di un approccio olistico al benessere mentale. La gestione dello stress, sebbene meno prominente, svolge comunque un ruolo vitale nel recupero mentale complessivo.

Consigli concreti

- Allena la tua flessibilità mentale eseguendo consapevolmente attività con la mano non dominante, come spazzolare i denti o pettinarti i capelli.
- Aumenta la tua resilienza mentale attraverso il 'Brain Gym' regolare: esegui semplici esercizi di coordinazione, come far ruotare le mani in direzioni opposte contemporaneamente.
- Crea oasi di calma mentale nella vita quotidiana cercando consapevolmente momenti di silenzio e percependo l'ambiente con tutti i sensi. Concentrati, ad esempio, sul suono del vento o sul profumo dell'erba appena tagliata.
- Promuovi la tua resistenza mentale attraverso la visualizzazione: immagina di affrontare con successo un compito impegnativo e senti le emozioni positive ad esso associate.
- Integra piccoli esercizi di logica nella tua vita quotidiana, come fare calcoli mentali mentre fai la spesa o stimare distanze.
- Amplia i tuoi orizzonti attraverso scambi regolari con persone di diversi settori e lasciati ispirare da nuove prospettive.
- Rifletti regolarmente sui tuoi pensieri e sentimenti per comprendere meglio i tuoi processi mentali e rafforzare la tua resistenza.
- Sviluppa un mantra che ti supporti nei momenti di esaurimento mentale e riporti la tua concentrazione.
- Allena la tua capacità di focalizzazione dirigendo la tua attenzione su un singolo oggetto per un certo periodo, come una fiamma di candela.
- Collega l'attività fisica con esercizi mentali, ad esempio recitando poesie o imparando vocaboli mentre passeggi.
- Impara a gestire costruttivamente i fallimenti, considerandoli come opportunità di crescita e adattando le tue strategie.

Revisione - 3. Ottimizzazione delle prestazioni cerebrali

L'ottimizzazione delle prestazioni cerebrali è un processo continuo che richiede un approccio olistico. Non si tratta solo di fornire singoli nutrienti, ma piuttosto di un'interazione finemente sintonizzata tra alimentazione, movimento, gestione dello stress e recupero. Considerate il vostro cervello come un motore ad alte prestazioni: solo con il carburante giusto, una manutenzione regolare e adeguati periodi di riposo può esprimere al massimo le sue potenzialità e rimanere efficiente a lungo termine. Iniziate con l'adattamento della vostra alimentazione. Integrate alimenti ricchi di acidi grassi omega-3, vitamine del gruppo B, ferro e zinco. Pesce grasso, noci, cereali integrali, legumi e verdure a foglia verde sono ottime fonti di questi nutrienti essenziali. Allo stesso tempo, fate attenzione a ridurre il consumo di acidi grassi saturi e carboidrati altamente lavorati, poiché possono compromettere le vostre capacità cognitive. Piccole modifiche, come sostituire il pane bianco con il pane integrale o optare per una manciata di noci invece di cioccolato, possono già fare una differenza tangibile.

Oltre all'alimentazione, l'attività fisica gioca un ruolo cruciale nelle prestazioni cerebrali. L'esercizio regolare favorisce la circolazione sanguigna nel cervello, stimola la produzione di fattori neurotrofici e supporta la plasticità neuronale. Integrate sessioni di movimento nella vostra vita quotidiana che vi piacciono, sia che si tratti di jogging, nuoto, yoga o semplicemente di una passeggiata veloce nella natura. Anche un'attività moderata può aumentare la vostra concentrazione e memoria. Idealmente, collegate il movimento a soggiorni all'aperto. Studi dimostrano che la natura ha un effetto calmante sul nostro sistema nervoso e migliora al contempo le funzioni cognitive. Utilizzate la vostra pausa pranzo per una passeggiata nel parco o trascorrete i vostri fine settimana nel bosco per ricaricare la vostra energia mentale.

Un altro aspetto importante è la gestione dello stress. Lo stress cronico può restringere i vasi sanguigni, ridurre il flusso sanguigno nel cervello e compromettere le funzioni cognitive. Tecniche di rilassamento come la meditazione, il rilassamento muscolare progressivo o lo yoga possono aiutarvi a ridurre lo stress e rafforzare la vostra resilienza mentale. Trovate un metodo che si adatti a voi e integratelo regolarmente nella vostra vita quotidiana. Anche un sonno adeguato è essenziale per il recupero del cervello. Durante il sonno, i contenuti della memoria vengono consolidati e le connessioni neuronali rafforzate. Fate attenzione a mantenere una buona igiene del sonno e create una routine serale rilassante per ottimizzare la qualità del vostro sonno.

L'implementazione di queste raccomandazioni può sembrare inizialmente impegnativa. Iniziate con piccoli passi e concentratevi su un'area che desiderate affrontare per prima. Integrate i cambiamenti gradualmente nella vostra vita quotidiana e siate pazienti con voi stessi. I successi non arrivano da un giorno all'altro, ma sono il risultato di sforzi continui. Celebrate i vostri progressi e non lasciatevi scoraggiare dai fallimenti. Con un approccio olistico e la giusta mentalità, potete ottimizzare in modo sostenibile le vostre prestazioni cerebrali e svelare il vostro pieno potenziale mentale. Investite nella salute del vostro cervello: è un investimento nel vostro futuro.

4. Cambiamento alimentare nella pratica

Quante volte ti sei ripromesso di cambiare la tua alimentazione - e dopo pochi giorni sei tornato alle vecchie abitudini? Il percorso verso un'alimentazione più sana è simile a un sistema di navigazione: con la giusta indicazione stradale raggiungi il tuo obiettivo, anche se occasionalmente devi prendere una deviazione. Questo capitolo fornisce strumenti concreti per cambiamenti sostenibili che si integrano facilmente nella vita quotidiana. Scopri come piccoli aggiustamenti possano avere un grande impatto e quali strategie ti aiutano a rimanere motivato nel lungo termine.

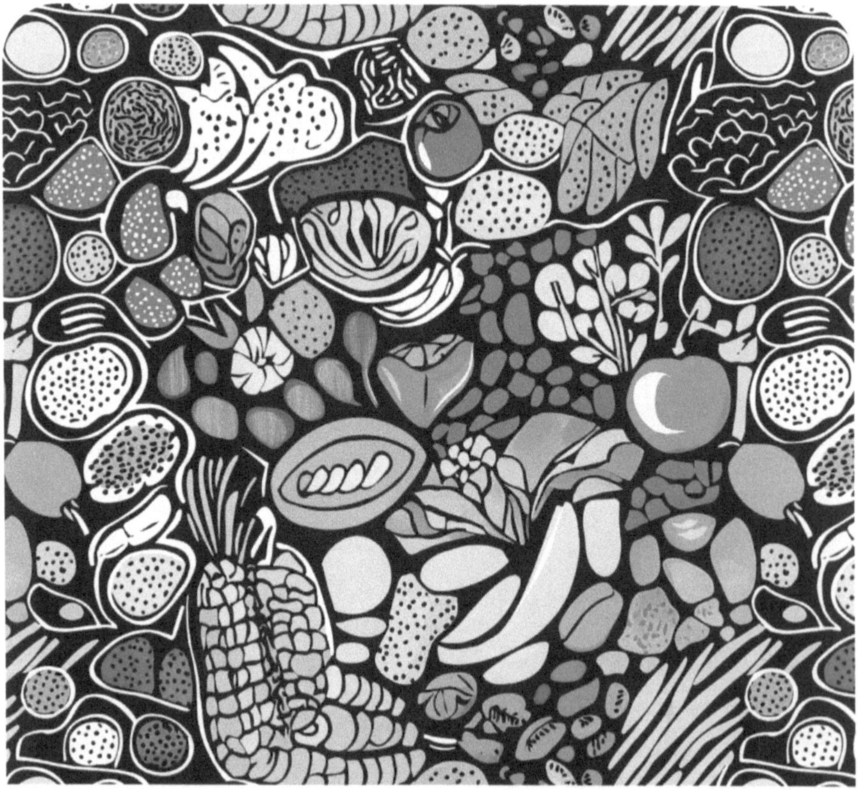

4. 1 Applicazione pratica quotidiana

L'implementazione di un cambiamento alimentare nella vita quotidiana presenta molte sfide. La pianificazione dei pasti, l'organizzazione della spesa e la gestione delle scorte sono fattori centrali che influenzano il successo. Dagli acquisti impulsivi al supermercato fino alla voglia di cibo della sera – questo capitolo analizza i tipici ostacoli e mostra strategie per un cambiamento alimentare sostenibile. Preparatevi a cambiare in modo duraturo la vostra alimentazione.

Un cambiamento alimentare sostenibile si ottiene attraverso la combinazione di una preparazione dei pasti pianificata, un'organizzazione strategica degli acquisti e un sistema di stoccaggio ben concepito.

Pianificazione dei pasti

La pianificazione dei pasti aiuta a modificare l'alimentazione a lungo termine e a raggiungere obiettivi come gestione del peso o il miglioramento delle funzioni cognitive [s82]. Un piano di acquisto settimanale, basato su pasti precedentemente stabiliti, risparmia tempo e riduce gli acquisti impulsivi, che spesso portano a cibi poco salutari [s82]. Cucinare a casa consente di controllare gli ingredienti e le porzioni. Invece di ridurre solo i cibi poco salutari, la sostituzione completa con alternative più sane, come i cereali integrali al posto del pane bianco o la frutta al posto dei dolci, può semplificare la modifica dell'alimentazione [s82]. Modelli alimentari sani, come la dieta mediterranea, la DASH o la MIND, offrono buone linee guida [s83]. Queste enfatizzano alimenti vegetali, frutta, verdura, cereali integrali e grassi sani, come l'olio d'oliva [s83]. Anche la tradizionale alimentazione asiatica, con le sue piccole porzioni e i prodotti fermentati, può servire da ispirazione [s83]. Integrare alimenti che promuovono la salute cognitiva, come carboidrati non raffinati, frutta, verdura, legumi, noci e, in particolare, la colazione, che influisce sulla memoria e sull'attenzione [s84]. Ridurre contemporaneamente gesaettigte_fettsaeuren e zuccheri [s84]. Un'adeguata idratazione completa la pianificazione dei pasti [s83]. Se, ad esempio, pranzi spesso fuori, pianifica in anticipo un ristorante sano o prepara il tuo pranzo a casa. In questo modo eviti opzioni di fast food poco salutari. Una consulenza nutrizionale personalizzata può supportare ulteriormente l'implementazione [s85].

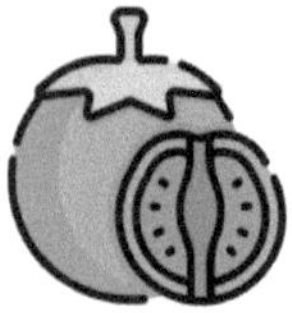

Consulenza nutrizionale

Supporto professionale per adattare l'alimentazione alle esigenze e agli obiettivi individuali, al fine di ottimizzare la salute del cervello e della psiche.

Gestione del peso

Il controllo consapevole del peso corporeo attraverso alimentazione e movimento, per raggiungere o mantenere un peso sano. Questo può influenzare positivamente la funzione cerebrale e la salute mentale.

Idratazione

L'assunzione di liquidi sufficienti, preferibilmente acqua, è essenziale per tutte le funzioni corporee, inclusa quella del cervello. La disidratazione può portare a difficoltà di concentrazione e ad altre compromissioni cognitive.

Investimento di tempo per i pasti

Tempo dedicato a diversi tipi di pasto.

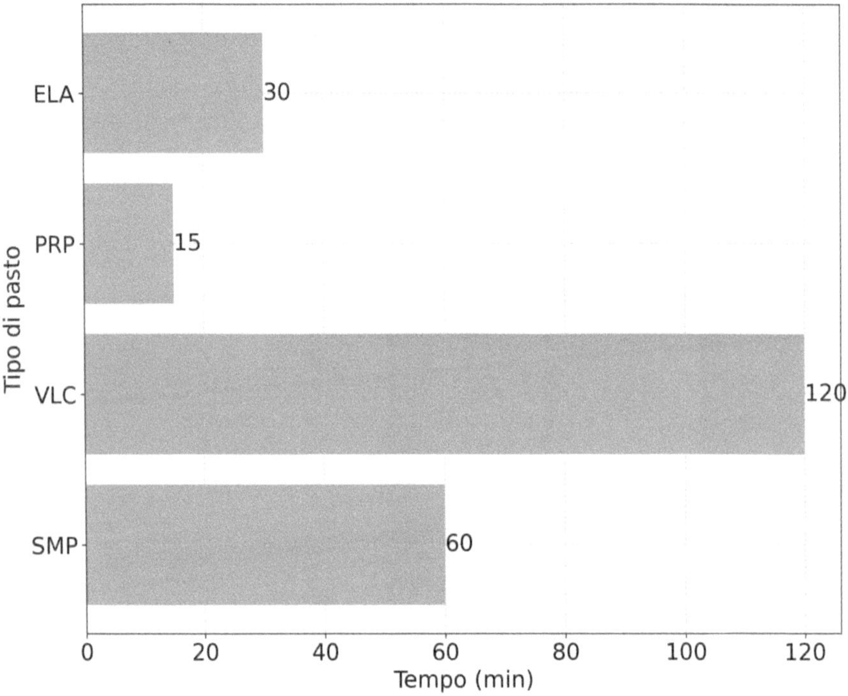

ELA: Pasto elaborato

PRP: Preparazione pasti (settimana)

SMP: Pasto semplice

VLC: Pasto veloce

Il grafico evidenzia i diversi impegni di tempo associati a diversi tipi di pasto. I pasti veloci richiedono una preparazione minima, mentre i pasti elaborati richiedono molto più tempo. Questa visualizzazione aiuta a comprendere i compromessi di tempo coinvolti nella pianificazione dei pasti per il benessere mentale.

Organizzazione della spesa

Una pianificazione attenta della spesa è la base per un cambiamento alimentare di successo. Essa consente non solo l'attuazione coerente del piano alimentare, ma contribuisce anche a evitare acquisti impulsivi poco salutari. [s86] Una routine di acquisto che si integra armoniosamente nella vita quotidiana consolida in modo duraturo le abitudini alimentari sane. Così, la spesa potrebbe essere sempre effettuata il sabato dopo lo sport. Questo collega la nuova routine a una già esistente e riduce così lo sforzo per prendere decisioni consapevoli. [s86] Un processo di acquisto ben strutturato inizia idealmente con un inventario degli alimenti disponibili. Basandosi sul piano settimanale, viene redatta una lista della spesa, ordinata per categorie alimentari. Questa organizzazione non solo aiuta a mantenere la visione d'insieme al supermercato e a risparmiare tempo, ma minimizza anche il rischio di deviare dal piano e acquistare alimenti non programmati. Prodotti freschi e non lavorati dovrebbero costituire la parte principale del carrello della spesa. La disposizione degli alimenti nel supermercato spesso induce a acquisti impulsivi poco salutari. Pertanto, è consigliabile concentrarsi sui corridoi esterni, dove di solito si trovano prodotti freschi come frutta, verdura, latticini e carne. [s87] Gli alimenti lavorati, gli snack e i dolci si trovano per lo

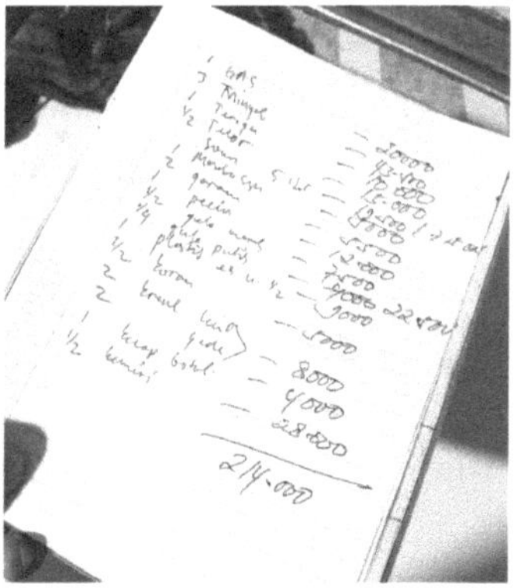

Lista della spesa [i30]

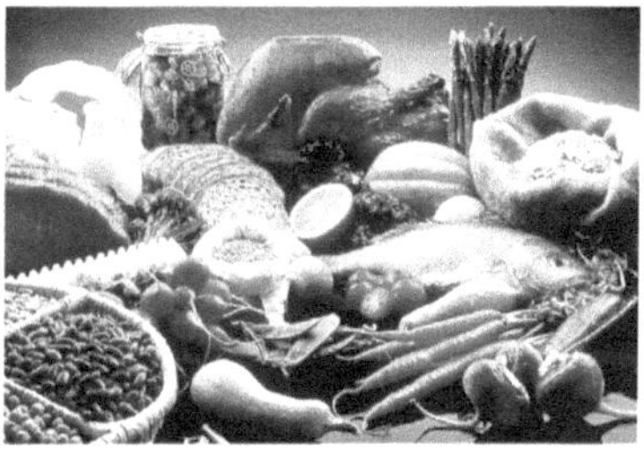

Alimenti [i31]

più nei corridoi centrali e dovrebbero essere evitati. Anche la scelta del supermercato può influenzare l'organizzazione della spesa. Negozi più piccoli con un'offerta limitata di alimenti lavorati possono ridurre la tentazione, mentre supermercati più grandi offrono una selezione più ampia di prodotti freschi e specialità. L'integrazione di pasti familiari regolari nel piano settimanale può ulteriormente promuovere una dieta sana e ridurre il consumo di alimenti ad alto contenuto calorico e poveri di nutrienti. [s87] In questo modo, non solo si facilita il cambiamento alimentare, ma si consolida anche il pasto condiviso come un'esperienza sociale positiva. Deviations occasionali dal piano di acquisto sono normali e non influenzano il successo a lungo termine. [s86] È importante ripetere continuamente la routine per consolidare i nuovi comportamenti.

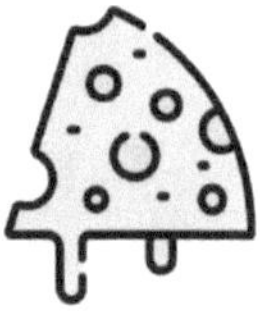

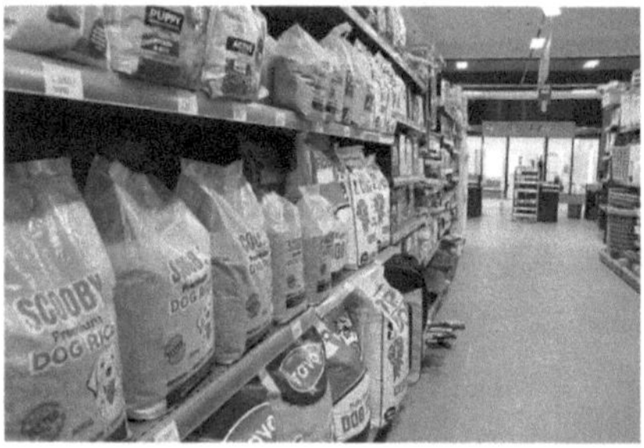

Supermercato [i32]

Acquisti impulsivi

Gli acquisti impulsivi portano spesso a cibi poco salutari, che possono avere effetti negativi sulla funzione cerebrale e sul benessere emotivo. Contengono spesso zuccheri e grassi poco salutari, che favoriscono le infiammazioni e influenzano l'umore.

Cambiamento alimentare

Un cambiamento alimentare ha un effetto positivo sulla funzione cerebrale, ottimizzando l'apporto di nutrienti essenziali e riducendo le infiammazioni che possono compromettere le prestazioni cognitive. Attraverso una selezione mirata di alimenti, è possibile migliorare l'umore e ridurre lo stress.

Routine di acquisto

Una routine di acquisto fissa aiuta a evitare acquisti impulsivi e a dare priorità alla scelta di alimenti sani per il cervello. Ciò promuove la forza mentale e la concentrazione.

Spesa per il Benessere Mentale

Distribuzione dei gruppi alimentari per una salute cerebrale ottimale.

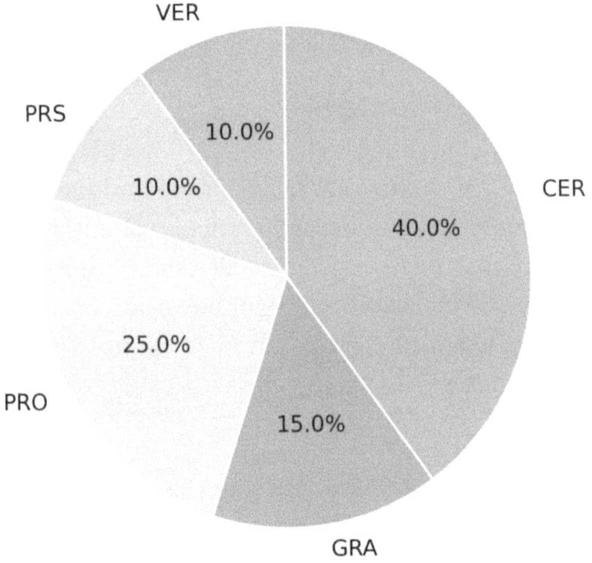

CER: Cereali Integrali (Avena, Riso Integrale)

GRA: Grassi Sani (Avocado, Noci, Semi)

PRO: Proteine Magre (Pesce, Pollame, Fagioli)

PRS: Cibi Processati/Zuccheri Aggiunti

VER: Frutta e Verdura

Questo grafico sottolinea l'importanza di un approccio equilibrato alla spesa per il benessere mentale. Privilegiare cibi integrali e non trasformati come frutta, verdura e fonti di proteine magre fornisce le basi per un cervello sano. Limitare i cibi trasformati, gli zuccheri aggiunti e i grassi malsani aiuta a minimizzare gli impatti negativi sull'umore e sulle funzioni cognitive. Includere grassi sani supporta la funzione cerebrale ottimale e contribuisce al benessere mentale generale.

Gestione delle scorte

Gestione delle scorte: Una gestione delle scorte ben organizzata contribuisce in modo decisivo al successo e alla sostenibilità del cambiamento alimentare. Essa consente un approvvigionamento continuo di alimenti sani e riduce il rischio di ricorrere a opzioni poco salutari in caso di fame acuta. Una dispensa ben fornita dovrebbe quindi contenere non solo alimenti di base come pasta integrale, riso, legumi e noci, ma anche una selezione di conserve di frutta e verdura a lunga conservazione, che permettano una preparazione rapida e semplice di pasti sani. Verdure e frutta surgelate offrono anche un'alternativa ricca di nutrienti rispetto ai prodotti freschi e hanno una lunga durata. Ad esempio, è possibile preparare frullati con frutti di bosco surgelati o un veloce piatto di verdure con broccoli e cavolfiori surgelati. Quando si scelgono le conserve, prestare attenzione a un basso contenuto di zucchero e sale e preferire i prodotti in acqua o nel proprio succo. Anche una selezione di snack sani come frutta secca, noci o cracker integrali può aiutare a evitare attacchi di fame e facilitare il cambiamento alimentare. La corretta conservazione degli alimenti gioca anch'essa un ruolo importante per garantire la durata e minimizzare le perdite di nutrienti. Gli alimenti secchi dovrebbero essere conservati in contenitori ermetici per proteggerli dall'umidità e dai parassiti. I prodotti freschi si conservano meglio in frigorifero, con frutta e verdura riposti in scomparti separati per garantire una maturazione e una durata ottimali. Una gestione delle scorte ben pensata supporta quindi il nuovo stile alimentare quotidiano e contribuisce a stabilire abitudini alimentari sane a lungo termine.

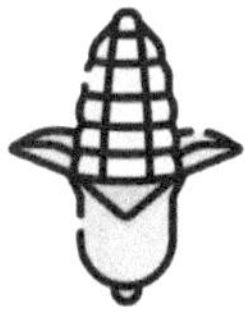

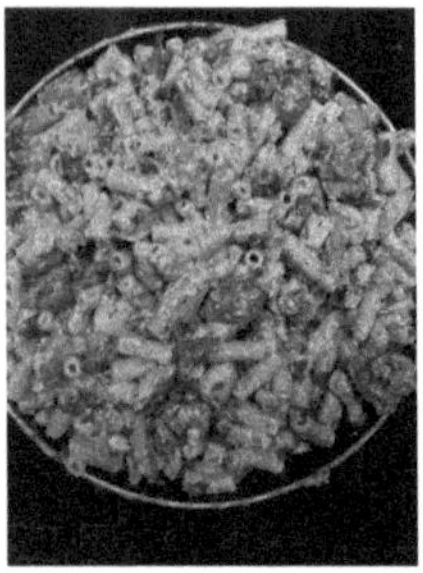

Pasta integrale [i33]

Utile sapere

Attacchi di fame

Gli attacchi di fame possono essere scatenati da fluttuazioni nei livelli di zucchero nel sangue, cambiamenti ormonali o anche fattori emotivi e portano spesso al consumo di alimenti altamente trasformati e zuccherati, che possono danneggiare la funzione cerebrale e la salute mentale. Una dieta equilibrata con alimenti ricchi di fibre, carboidrati complessi e proteine sufficienti può aiutare a mantenere stabili i livelli di zucchero nel sangue e prevenire gli attacchi di fame.

Perdita di nutrienti

Le perdite di nutrienti negli alimenti si verificano a causa di una conservazione inadeguata, di una cottura eccessiva o dell'esposizione alla luce e all'ossigeno. Vitamine, minerali e antiossidanti importanti, essenziali per la funzione cerebrale ottimale e il benessere psicologico, possono andare persi. Una preparazione delicata e la corretta conservazione degli alimenti aiutano a preservare i nutrienti.

Distribuzione della conservazione del cibo per il benessere mentale

Distribuzione della conservazione del cibo per durata di conservazione.

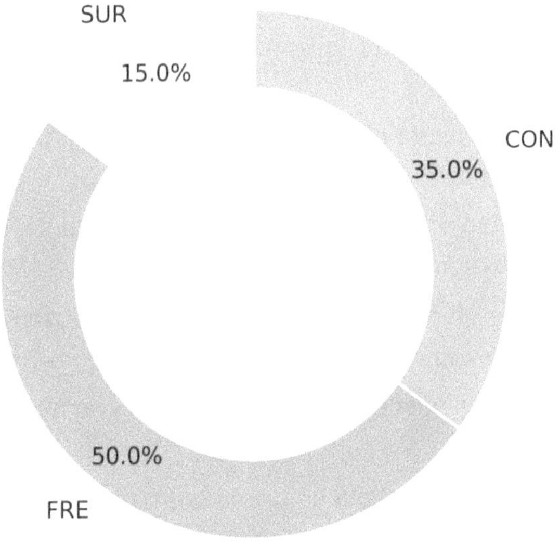

- CON: Conserva (Secco)
- FRE: Fresco (Frigo)
- SUR: Surgelato

La porzione più grande enfatizza cibi freschi prontamente disponibili cruciali per un apporto ottimale di nutrienti, a supporto della salute del cervello. La proporzione moderata di alimenti base della dispensa garantisce un apporto costante di nutrienti essenziali, anche durante i periodi di impegni. La quota più piccola dedicata agli alimenti surgelati offre un accesso comodo e duraturo a opzioni ricche di nutrienti, promuovendo ulteriormente abitudini alimentari sane e costanti che sono benefiche per il benessere mentale.

Consigli concreti

- Trasforma la tua cucina in un laboratorio di sperimentazione e prova ogni settimana una nuova ricetta sana.
- Crea una "scatola di snack d'emergenza" con prelibatezze salutari per attacchi di fame inaspettati.
- Fai la spesa da sazio per evitare acquisti impulsivi.
- Organizza incontri con amici per cucinare insieme, invece di andare a mangiare fuori.
- Sostituisci un piatto preferito con una variante più sana, ad esempio pizza fatta in casa con base integrale.
- Appendi il tuo piano alimentare in un luogo ben visibile per ricordartelo ogni giorno.
- Premiati per gli obiettivi raggiunti, ma non con cibo, bensì con altre attività piacevoli.
- Trasforma la cucina in un rituale rilassante con musica piacevole e candele.
- Coinvolgi la tua famiglia o i tuoi coinquilini nel tuo cambiamento alimentare per ricevere supporto reciproco.
- Documenta i tuoi progressi per aumentare la tua motivazione e rendere visibili i successi.
- Visita un mercato contadino locale per scoprire prodotti freschi e di stagione.
- Impara a preparare piatti semplici rapidamente, per mangiare sano anche nella vita frenetica.
- Integra in modo ludico alimenti sani nella tua quotidianità, ad esempio bastoncini di verdura con salsa fatta in casa.

4. 2 Modelli alimentari

Le nostre abitudini alimentari quotidiane influenzano in modo significativo la nostra salute fisica e mentale. Dall'orario dei pasti alle dimensioni delle porzioni, fino alla distribuzione dei nutrienti: ogni aspetto gioca un ruolo nel nostro benessere. Schemi errati possono portare a sovrappeso, disturbi metabolici e problemi psicologici, mentre una gestione consapevole dell'alimentazione può avere effetti positivi sulla cognizione, sull'umore e sulla salute intestinale. Scoprite in questo capitolo come ottimizzare i vostri schemi alimentari e rafforzare così la vostra salute in modo sostenibile.

Un sano ritmo quotidiano con orari dei pasti regolari, idealmente all'interno di una finestra di 12 ore e concentrato sulla prima metà della giornata, combinato con una distribuzione equilibrata dei nutrienti, è essenziale per il benessere fisico e mentale.

Ritmo giornaliero

Il nostro ritmo giornaliero, noto anche come ritmo circadiano, influisce in modo significativo sulla nostra salute fisica e mentale. Regola non solo la digestione, l'assorbimento e il metabolismo del nostro cibo, ma ha anche effetti sulle funzioni cognitive, sul microbioma e persino sulla nostra psiche [s88], [s89], [s90]. Una durata di assunzione alimentare quotidiana costante di meno di 12 ore porta benefici per la salute [s88], rispetto a periodi di assunzione più lunghi, che sono associati a un aumento del rischio di malattie come obesità, diabete di tipo 2 e problemi cardiovascolari. La concentrazione dell'apporto calorico nella prima metà della giornata ottimizza la sensibilità all'insulina. L'assunzione di cibo poco prima di andare a letto o durante la notte dovrebbe essere evitata [s88]. La colazione influisce positivamente sulle funzioni cognitive e migliora l'attenzione, la memoria di lavoro e le prestazioni mnemoniche [s89]. Una dieta equilibrata durante la giornata, ricca di carboidrati non raffinati, frutta, verdura e grassi sani, riduce il rischio di compromissioni cognitive e demenza [s89]. Anche l'influenza del ritmo giornaliero sul nostro microbioma non deve essere sottovalutata [s90]. Questo regola a sua volta i ritmi circadiani endogeni. Orari di assunzione irregolari e poco salutari disturbano questi ritmi e sono associati a disturbi mentali [s90]. La gestione temporale dell'assunzione di cibo e del digiuno – la crononutrizione – offre una strategia terapeutica per il trattamento dei disturbi mentali [s90]. Il digiuno intermittente, con varianti come il pasto limitato nel tempo, può regolare i ritmi circadiani ripristinando gli oscillatori secondari nel corpo [s91]. Questo è particolarmente utile quando gli oscillatori centrali e periferici non sono sincronizzati. Il pasto limitato nel tempo aumenta la sensibilità all'insulina e migliora la ritmicità circadiana, con effetti positivi sul metabolismo [s91]. Influisce anche sulla composizione del microbioma intestinale, promuovendo la sua diversità e influenzando positivamente la salute del cervello [s91]. Il digiuno intermittente può indurre cambiamenti strutturali e funzionali nel cervello attraverso la promozione dell'autofagia e la regolazione delle vie metaboliche associate alla ritmicità circadiana [s91]. La fame segue un ritmo circadiano endogeno con i valori più bassi al mattino e i più alti alla sera. indipendentemente dall'assunzione di cibo [s92]. Il cibo può influenzare i sistemi circadiani in modo positivo o negativo, influenzando i cicli sonno-veglia, la temperatura corporea, le prestazioni e la vigilanza [s92]. Il controllo dell'assunzione di cibo dipende dall'interazione tra circuiti cerebrali metabolici e edonici circadiani [s92]. Alimenti gustosi possono innescare attività anticipatorie e eccitazione, un segno di attivazione del sistema dopaminergico mesolimbico [s92].

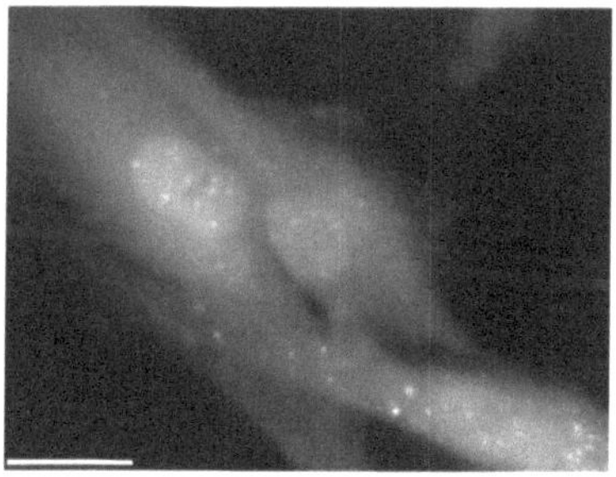

Autofagia [i34]

Utile sapere

Digiuno intermittente

Il digiuno intermittente può promuovere la plasticità cerebrale e aumentare la resilienza allo stress. Può anche stimolare la produzione di fattori di crescita nel cervello, importanti per la formazione di nuove cellule nervose.

Ritmo circadiano

Il ritmo circadiano influisce sul rilascio ormonale, che a sua volta regola l'appetito e la scelta alimentare. Le interruzioni di questo ritmo possono portare a abitudini alimentari sfavorevoli e a un aumento del rischio di problemi mentali.

Sensibilità all'insulina

La sensibilità all'insulina influisce su quanto efficacemente il corpo trasporta lo zucchero dal sangue alle cellule. Una ridotta sensibilità all'insulina può portare a attacchi di fame e sbalzi d'umore.

Mesolimbico

Il sistema dopaminergico mesolimbico è parte del sistema di ricompensa del cervello ed è attivato dall'assunzione di cibo. Gioca un ruolo nella motivazione, nel desiderio e nella dipendenza da determinati alimenti.

Livelli di energia e fabbisogno nutrizionale

Correlazione tra i livelli di energia e l'assunzione ideale di nutrienti durante il giorno.

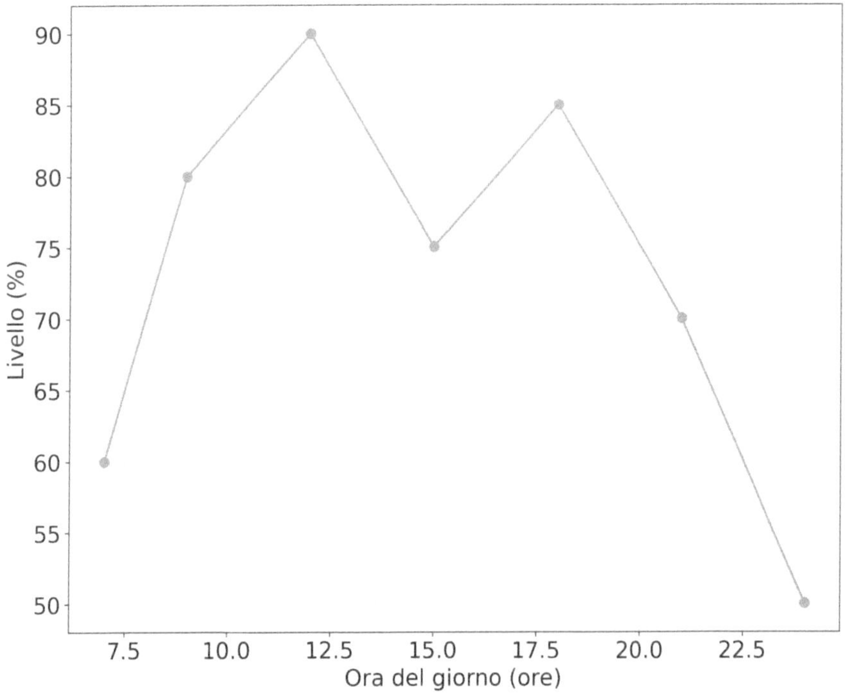

Questo grafico visualizza la fluttuazione dei livelli di energia e il corrispondente fabbisogno nutrizionale. I dati suggeriscono che pasti e spuntini bilanciati, in linea con i cali di energia, possono aiutare a mantenere un'energia stabile e a sostenere il benessere mentale. Il consumo di alimenti ricchi di nutrienti durante i periodi di maggiore dispendio energetico può ottimizzare le prestazioni fisiche e cognitive. Al contrario, pasti più leggeri durante le fasi di minore energia prevengono l'eccesso di cibo e promuovono un sonno ristoratore.

Dimensioni delle porzioni

Il controllo delle quantità di cibo che consumiamo influisce in modo significativo sul nostro peso e sulla nostra salute. Non si tratta solo di *cosa* mangiamo, ma anche di *quanto*. [s93] Un controllo consapevole delle dimensioni delle porzioni aiuta a regolare l'assunzione calorica e quindi a mantenere o raggiungere un peso sano. [s94] Invece di eliminare completamente determinati gruppi alimentari, una riduzione moderata delle dimensioni delle porzioni, specialmente per i prodotti altamente lavorati o ricchi di calorie, può essere più efficace per il controllo del peso. [s94] Ad esempio, il consumo di dolci può essere limitato a una piccola quantità pre-porzionata, corrispondente a un'assunzione calorica giornaliera di circa 50-100 kcal. [s94] Anche nel consumo di frutta e verdura, la quantità è decisiva. Sebbene si raccomandino generalmente 5 porzioni al giorno, si è dimostrato che una porzione aggiuntiva può già migliorare il benessere psicologico. [s95] Un effetto ottimale sull'umore si ottiene con 7-8 porzioni al giorno. [s95] Diverse diete dimostrano l'importanza di dimensioni delle porzioni adeguate. Sia la mediterrane che la DASH e la dieta MIND raccomandano quantità controllate, in particolare per carne, grassi e zuccheri. [s96] La cucina tradizionale giapponese si basa su piatti vari in piccole porzioni, prevenendo il mangiare eccessivo. [s96] Che sia a casa o al ristorante: scegliete consapevolmente la quantità di cibo di cui il vostro corpo ha realmente bisogno. [s93] Un singolo pasto troppo abbondante può rapidamente superare la quantità giornaliera raccomandata di calorie. [s93]

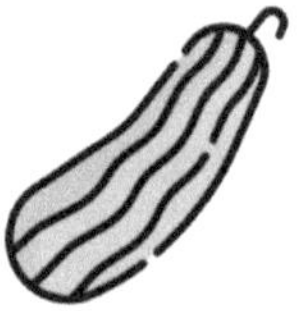

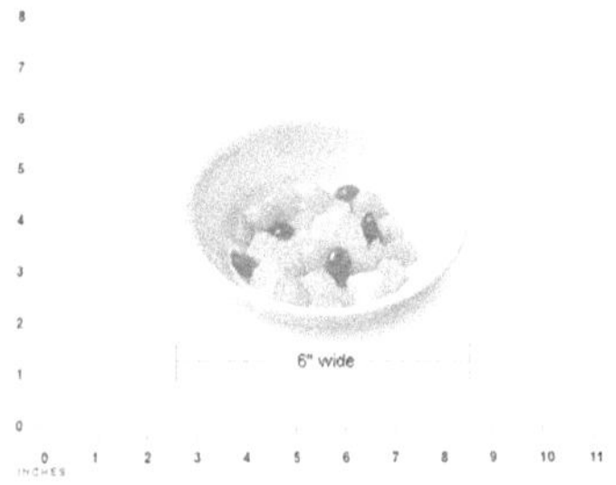

Porzione [i35]

Utile sapere

Assunzione calorica

L'assunzione calorica corretta gioca un ruolo cruciale per il funzionamento ottimale del cervello. Un deficit calorico può portare a difficoltà di concentrazione e a una riduzione delle prestazioni, mentre un'eccessiva assunzione calorica può aumentare il rischio di compromissioni cognitive in età avanzata.

Controllo del peso

Un peso stabile e sano supporta la salute a lungo termine del cervello. Sia il sovrappeso che il sottopeso possono avere effetti negativi sulla funzione cognitiva e sul benessere psicologico.

Dieta MIND

La dieta MIND (Mediterranean-DASH Intervention for Neurodegenerative Delay) combina elementi della dieta mediterranea e della dieta DASH e mira a ridurre il rischio di Alzheimer e altre malattie dementigene.

Impatto delle Porzioni sull'Umore

Cambiamenti d'umore in base alle porzioni dei gruppi alimentari

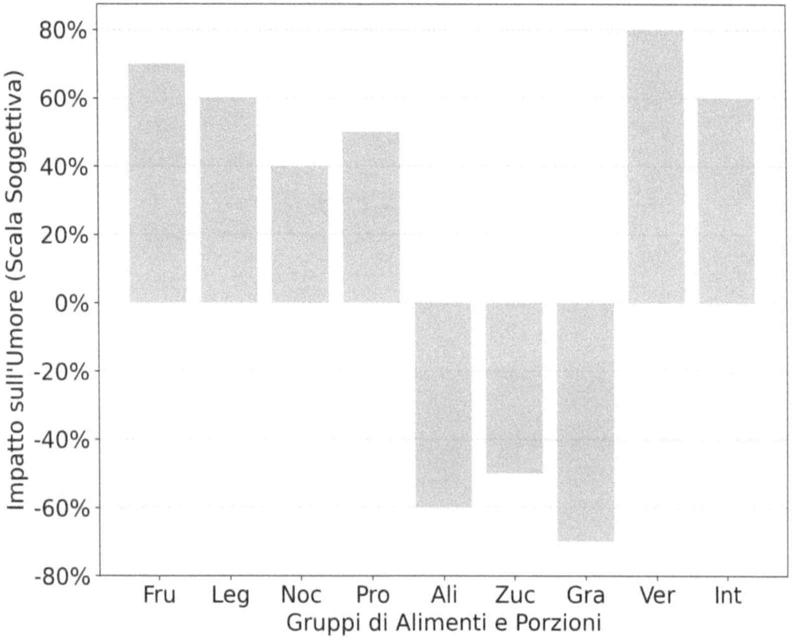

Ali: Alimenti trasformati (1 porzione)

Gra: Grassi Malsani (1 cucchiaio)

Leg: Legumi (1/2 tazza)

Pro: Proteine Magre (85g)

Zuc: Bevande Zuccherate (1 lattina)

Fru: Frutta (1 porzione)

Int: Cereali Integrali (1/2 tazza)

Noc: Noci/Semi (1/4 tazza)

Ver: Verdure (1 tazza)

Questo grafico illustra il potenziale impatto di diverse porzioni di vari gruppi alimentari sull'umore e sul benessere psicologico generale. Il consumo di porzioni adeguate di frutta, verdura e cereali integrali sembra contribuire positivamente a un umore equilibrato. Al contrario, l'eccessiva assunzione di alimenti trasformati, bevande zuccherate e grassi malsani può essere correlata a fluttuazioni negative dell'umore e a una riduzione delle funzioni cognitive. Mantenere porzioni equilibrate in tutti i gruppi alimentari è fondamentale per una salute cerebrale ottimale e una stabilità emotiva.

Distribuzione dei nutrienti

La distribuzione dei nutrienti, ovvero la composizione della nostra alimentazione in termini di macro- e mikronaehrstoffen, influisce non solo sulla nostra salute fisica, ma anche sulla nostra salute mentale. Un apporto ottimale di nutrienti è la base per processi cognitivi efficienti e stabilità emotiva. Mentre un apporto sufficiente di makronaehrstoffen – carboidrati, proteine e grassi – soddisfa il fabbisogno energetico, i micronutrienti come vitamine e minerali sono essenziali per numerosi processi metabolici nel cervello [s97]. Una dieta squilibrata con un eccesso di acidi grassi saturi può compromettere le basi molecolari dei processi cognitivi e aumentare il rischio di disturbi neurologici [s98]. Al contrario, una dieta ricca di omegafettsaeuren promuove la funzione sinaptica e supporta così le prestazioni cognitive [s98]. Anche gli ormoni prodotti nel tratto gastrointestinale, come leptina, grelina e GLP-1, influenzano le funzioni cognitive e le emozioni e sono modulati dalla composizione degli alimenti [s98]. Ad esempio, una dieta ricca di fibre, come quella tipica della cucina asiatica tradizionale – con molti cereali integrali, pesce, verdure e alimenti fermentati – non solo può ridurre il rischio di malattie metaboliche e cardiovascolari, ma anche influenzare positivamente la salute intestinale e, quindi, indirettamente la salute mentale [s97] [s99]. Gli antiossidanti, abbondanti in bacche e in alcune vitamine, proteggono il cervello dallo stress ossidativo e contribuiscono alla performance cognitiva [s98]. Una dieta ipocalorica può anche avere effetti positivi sulla synaptische_plastizitaet e ridurre i danni ossidativi nel cervello [s98]. In questo contesto, la combinazione di cambiamenti alimentari e attività fisica è particolarmente efficace, poiché gli effetti positivi sulla plasticità sinaptica e sulla funzione cognitiva si sommano [s98].

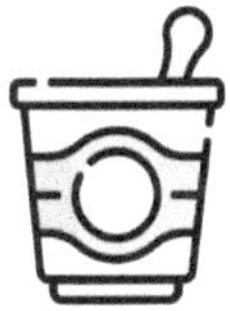

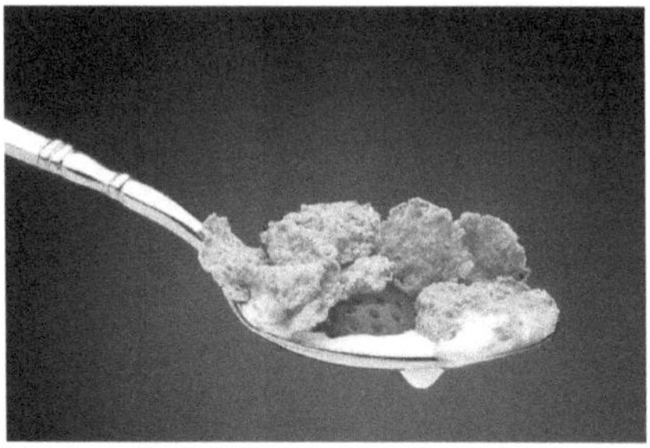

Macronutriente [i36]

Nutrizione a tempo e benessere mentale

Impatto dei tempi e della quantità di assunzione di nutrienti sull'umore e sulla funzione cognitiva.

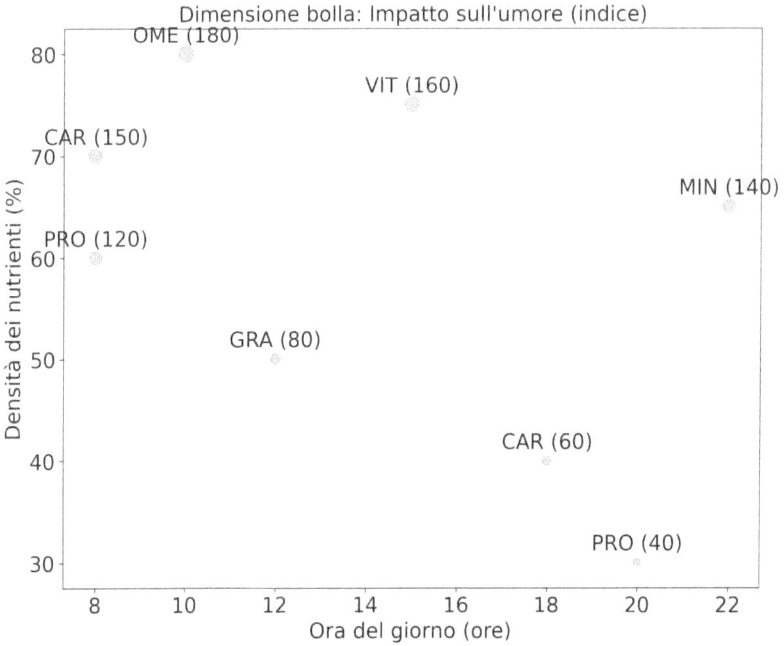

Blasengröße: Impatto sull'umore (indice)

CAR: Carboidrati complessi

GRA: Grassi sani

MIN: Minerali

OME: Omega-3

PRO: Proteine

VIT: Vitamine

Questo grafico suggerisce una correlazione tra la distribuzione bilanciata dei nutrienti durante il giorno e il benessere mentale positivo. Bolle più grandi indicano un maggiore impatto positivo. Il consumo mattutino di carboidrati complessi e proteine sembra benefico per un'energia e una concentrazione sostenute. Gli acidi grassi omega-3, consumati in modo costante, sembrano cruciali per la stabilità dell'umore. Mentre un'adeguata assunzione di vitamine e minerali è importante, i tempi sembrano meno critici rispetto ai macronutrienti.

Consigli concreti

- Rendi i tuoi pasti vari e interessanti, evitando di preparare lo stesso piatto due volte nella stessa settimana.
- Mangia consapevolmente più lentamente, masticando ogni boccone almeno venti volte per migliorare la percezione della sazietà.
- Bevi tisane o acqua con fette di limone o cetriolo tra i pasti per evitare attacchi di fame.
- Varia leggermente gli orari dei pasti per abituare il tuo corpo a un ritmo fisso e prevenire attacchi di fame.
- Concentrati sugli aspetti positivi del tuo cambiamento alimentare, come l'aumento di energia e benessere.
- Usa piatti e posate più piccoli per ridurre visivamente le dimensioni delle porzioni e mangiare meno.
- Inizia ogni pasto con un'insalata o una zuppa per raggiungere prima una sensazione di sazietà.
- Integra ogni giorno una "pausa" da tutti gli schermi per ridurre lo stress e mangiare in modo più consapevole.
- Rifletti settimanalmente sui tuoi schemi alimentari e adattali alle tue esigenze individuali.
- Condividi le tue esperienze con persone affini per trovare motivazione e ispirazione per nuovi schemi alimentari.
- Sviluppa un rituale personale prima di ogni pasto, come un breve momento di gratitudine, per mangiare in modo più consapevole.
- Esplora nuove esperienze gustative integrando spezie e erbe sconosciute nei tuoi piatti.
- Crea un ambiente di pasto piacevole con un'illuminazione e decorazioni gradevoli per goderti il pasto in modo più consapevole.

4. 3 Adattamento comportamentale

L'adattamento comportamentale è centrale per un cambiamento alimentare di successo. Influisce in modo significativo su come stabilire e mantenere a lungo termine nuove abitudini alimentari. In questo processo, la formazione di abitudini, la gestione degli ostacoli e le strategie motivazionali individuali giocano un ruolo decisivo. Tuttavia, il percorso verso il cambiamento non è sempre semplice: sfide e battute d'arresto fanno parte del processo. Le connessioni neuronali, le influenze ormonali e i fattori sociali interagiscono e plasmano il nostro comportamento alimentare. Lo stress, la mancanza di risorse o meccanismi di coping poco salutari possono rendere difficile l'attuazione. La giusta combinazione tra autoregolazione, supporto sociale e un obiettivo realistico è fondamentale. Scoprite in questo capitolo come analizzare i vostri schemi comportamentali e affrontare con successo il vostro cambiamento alimentare attraverso strategie mirate.

Il cambiamento sostenibile del comportamento, in particolare nell'alimentazione, avviene attraverso l'interazione tra autoefficacia, obiettivi realistici, autoregolazione, supporto sociale e movimento regolare.

Formazione delle abitudini

Le abitudini si formano attraverso azioni ripetute che nel tempo diventano automatizzate. Questo processo è consolidato da collegamenti neuronali nel cervello, che si sviluppano attraverso l'attivazione ripetuta di specifici circuiti neuronali [s100]. La nutrizione agisce su più livelli. Gli ormoni rilasciati durante l'assunzione di cibo, come la leptina e la grelina, influenzano non solo il comportamento alimentare, ma anche funzioni cognitive come la formazione della memoria e synaptische_plastizitaet [s100]. Un apporto equilibrato di nutrienti, in particolare di omegafettsaeuren, supporta questi processi e promuove così la formazione e il mantenimento delle abitudini. Una carenza di nutrienti può invece causare deficit cognitivi e rendere difficile l'apprendimento. Anche le relazioni sociali e la spiritualità giocano un ruolo importante. Il supporto sociale rafforza la motivazione e aiuta a stabilire nuovi comportamenti a lungo termine [s101]. La spiritualità, come la concentrazione sui valori interiori, può sostenere comportamenti salutari e quindi la formazione di abitudini positive [s102]. I comportamenti salutari possono essere stabiliti, ad esempio, attraverso l'integrazione nella vita quotidiana. Chi pianifica una passeggiata quotidiana e la combina con un amico o un'amica unisce movimento e interazione sociale, consolidando così due abitudini positive.

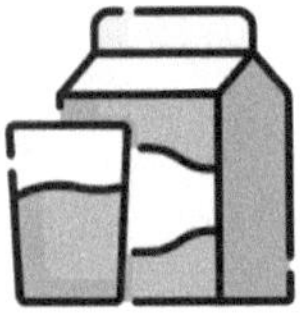

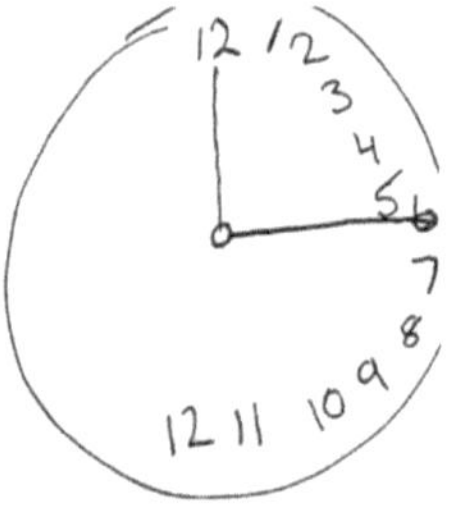

Deficit cognitivi [i37]

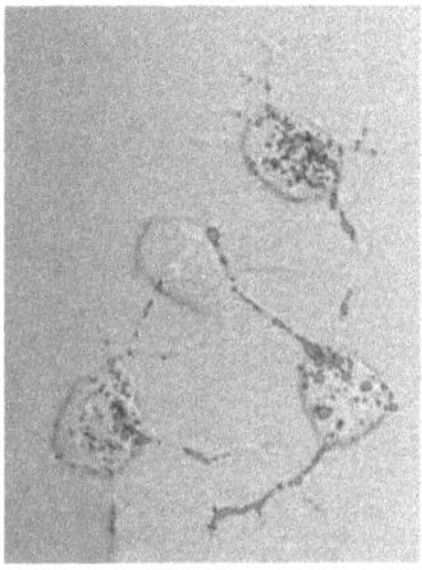

Connessioni neurali [i38]

Utile sapere

Collegamenti neuronali

La formazione di collegamenti neuronali nel cervello è la base per l'apprendimento e i cambiamenti comportamentali. Un apporto ottimale di nutrienti, in particolare di vitamine del gruppo B e colina, supporta la formazione e la funzione di queste connessioni e promuove così l'adattabilità a nuove situazioni.

Deficit cognitivi

I deficit cognitivi descrivono le compromissioni delle capacità mentali, come la memoria, l'attenzione o la concentrazione. Possono essere causati da vari fattori, tra cui carenze nutrizionali. Un apporto adeguato di micronutrienti come ferro, zinco e iodio è importante per la funzione cognitiva e può contribuire a prevenire o migliorare i deficit cognitivi.

Formazione dell'Abitudine nel Tempo

Illustra lo sforzo tipico richiesto per formare una nuova abitudine.

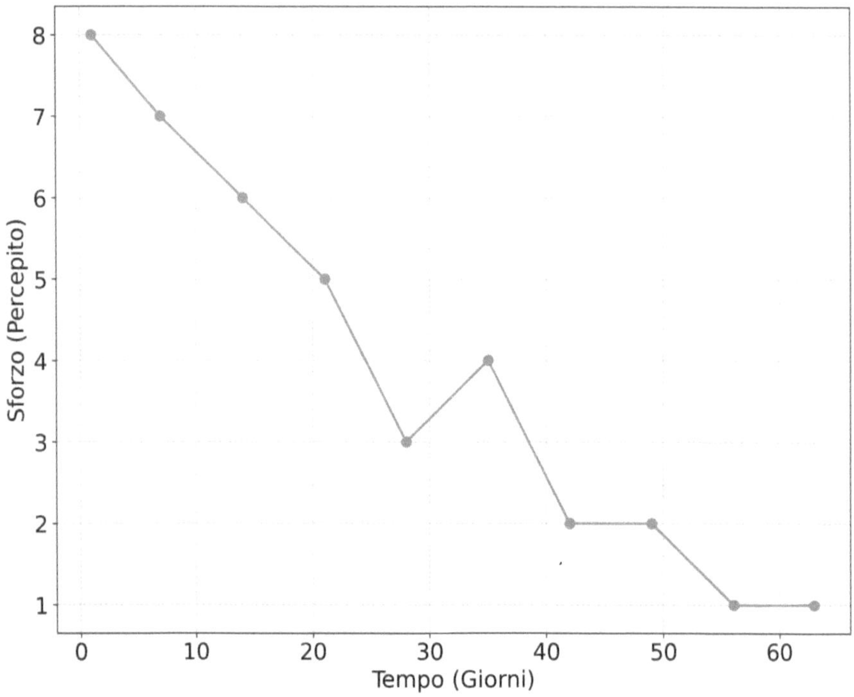

Inizialmente, è necessario uno sforzo significativo per stabilire il nuovo comportamento. Questo sforzo diminuisce gradualmente man mano che il comportamento diventa automatico e integrato nella routine quotidiana. Alla fine, il comportamento diventa un'abitudine, richiedendo uno sforzo cosciente minimo. Possono verificarsi fluttuazioni, che rappresentano sfide o battute d'arresto, ma la tendenza generale è verso una riduzione dello sforzo e un aumento dell'automaticità.

Superamento degli ostacoli

Superamento degli ostacoli è strettamente legato al mantenimento dei cambiamenti comportamentali e richiede strategie per affrontare stressori. Il coping, uno strumento psicologico per la gestione dello stress, comprende strategie proattive e reattive [s103]. Il coping proattivo significa affrontare direttamente gli stressori, mentre il coping reattivo mira ad evitare gli stressori. Gli stili di coping, modelli comportamentali relativamente stabili, si differenziano dalle reazioni specifiche alla situazione. Il modo in cui si affrontano i problemi influisce sul cambiamento a lungo termine: meccanismi sani promuovono sviluppi positivi, mentre quelli malsani offrono sollievo a breve termine con potenziali conseguenze negative [s103]. La cura infantile influisce sullo sviluppo delle strategie di coping durante l'infanzia e funge da mediatore degli effetti dello stress [s104]. Uno stile educativo premuroso può attenuare le reazioni allo stress nei bambini e promuovere il loro sviluppo, anche in ambienti difficili. Il supporto genitoriale e pratiche educative positive possono mitigare gli effetti negativi della povertà sullo sviluppo infantile [s104]. Il mantenimento dei cambiamenti comportamentali dipende da diversi fattori, tra cui motivazione, autoregolazione, risorse e fattori ambientali [s105]. La motivazione a mantenere un cambiamento comportamentale è forte quando si verificano risultati positivi, l'attività è piacevole o è in linea con i propri valori. L'autoregolazione è fondamentale per gestire attivamente nuovi comportamenti e affrontare le difficoltà. Questa abilità può variare ed è essenziale per il successo a lungo termine [s105]. Risorse adeguate, sia psicologiche che fisiche, sono importanti per evitare ricadute nelle vecchie abitudini. Un ambiente di supporto e contatti sociali aumentano la probabilità che i nuovi comportamenti vengano mantenuti [s105]. Chi, ad esempio, modifica la propria alimentazione e pratica regolarmente sport, beneficia del

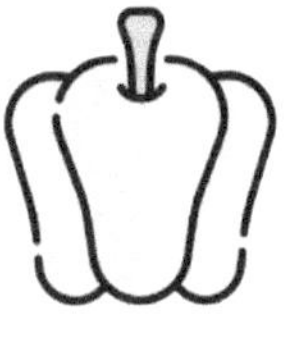

supporto sociale di amici o familiari, che rafforzano le nuove abitudini e motivano nei momenti difficili.

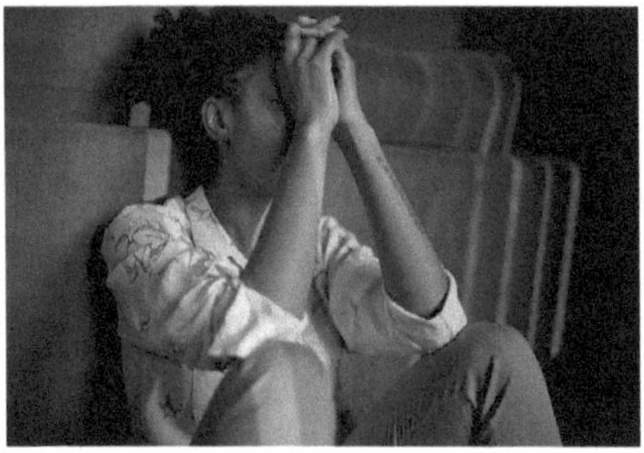

Stressori [i39]

Coping reattivo

Il coping reattivo si riferisce a strategie che vengono applicate dopo l'insorgere di uno stressore per affrontarne le conseguenze. L'alimentazione può influenzare la resilienza psicologica e quindi la capacità di rigenerarsi dopo eventi stressanti.

Coping

I meccanismi di coping sono strategie che il cervello utilizza per affrontare lo stress e gestire le sfide emotive. Una dieta equilibrata può rafforzare le basi neurobiologiche per un coping efficace, influenzando la disponibilità di neurotrasmettitori e la risposta allo stress del corpo.

Mediatore

Un mediatore è un fattore che influisce o spiega la relazione tra altri due fattori. Nel contesto di alimentazione, psiche e adattamento comportamentale, la salute intestinale potrebbe fungere da mediatore tra alimentazione e umore.

Stressori

Gli stressori sono fattori scatenanti dello stress che influenzano il cervello e il corpo. L'alimentazione gioca un ruolo nella modulazione della risposta allo stress e può migliorare la resilienza agli stressori.

Barriere Comuni al Cambiamento

Impatto relativo dei comuni ostacoli all'adozione di abitudini alimentari più sane per il benessere mentale.

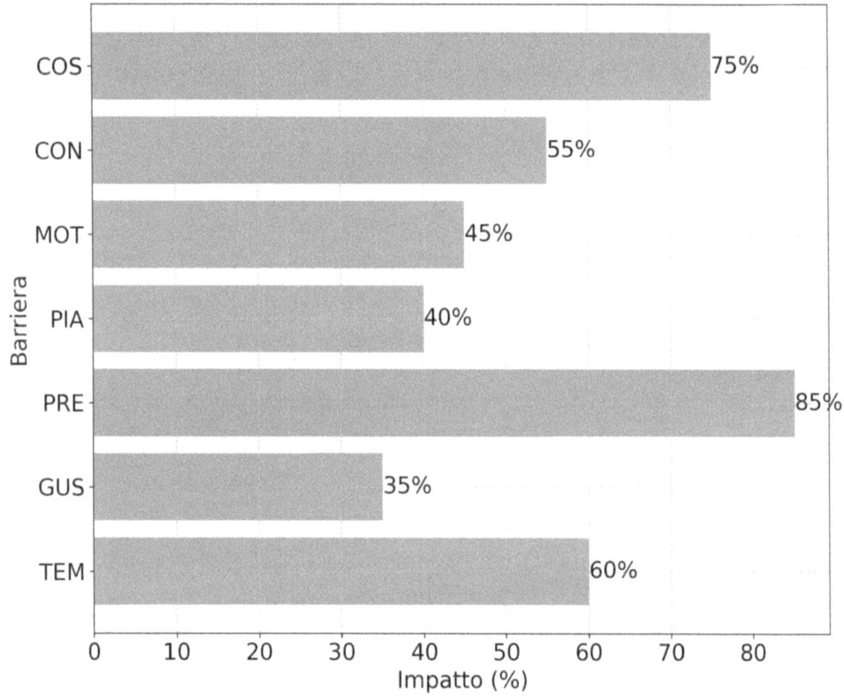

CON: Conoscenza

GUS: Gusto

PIA: Pianificazione

TEM: Tempo

COS: Costo

MOT: Motivazione

PRE: Pressione Sociale

Questo grafico evidenzia l'impatto variabile delle barriere comuni. Motivazione e Tempo appaiono come ostacoli significativi, suggerendo che gli interventi focalizzati su queste aree potrebbero essere particolarmente utili. Mentre Pianificazione e Conoscenza sono presenti, il loro minore impatto indica che potrebbero essere barriere meno critiche per molti individui.

Strategie motivazionali

Le strategie motivazionali costituiscono le fondamenta per cambiamenti comportamentali sostenibili, in particolare nel contesto dell'alimentazione e della psiche. L'integrazione di nuove abitudini alimentari richiede non solo l'acquisizione di conoscenze, ma soprattutto l'attuazione costante nella vita quotidiana. Un aspetto importante è la autoefficacia, ovvero la convinzione di poter attuare con successo cambiamenti comportamentali [s106]. Questa convinzione è rafforzata da esperienze positive. Chi stabilisce inizialmente obiettivi piccoli e realistici e li raggiunge, prova un senso di controllo e aumenta così la motivazione per ulteriori passi. Invece di sottoporsi direttamente a un cambiamento radicale della dieta, si può iniziare a ridurre il consumo di zucchero o preparare un pasto completo due volte a settimana. L'autoregolazione, la capacità di controllare gli impulsi e perseguire obiettivi a lungo termine, è anch'essa centrale per il successo [s107]. La terapia cognitivo-comportamentale (TCC) può offrire un supporto prezioso, identificando e modificando schemi di pensiero disfunzionali che ostacolano comportamenti sani. Un altro fattore importante è il supporto sociale. Lo scambio con persone affini che condividono gli stessi obiettivi può rafforzare la motivazione e fornire sostegno in fasi difficili [s106]. Feedback regolari e rinforzi positivi da parte di amici, familiari o gruppi terapeutici aumentano la probabilità di integrare permanentemente nuove abitudini alimentari. Chi documenta i propri progressi, ad esempio in un diario alimentare o in un'app, rafforza la consapevolezza dei cambiamenti positivi e mantiene alta la motivazione. Anche l'attività fisica gioca un ruolo importante. Lo sport non solo promuove la salute fisica [s108], ma ha anche effetti positivi sulla psiche [s106]. L'esercizio regolare aumenta l'autostima, riduce lo stress e migliora l'umore, il che a sua volta rafforza la motivazione per ulteriori cambiamenti positivi nello stile di vita. La combinazione di obiettivi realistici, autoregolazione, supporto sociale e

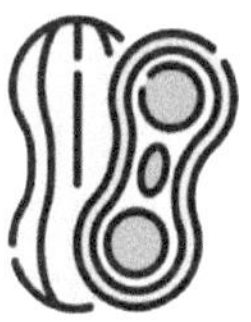

attività fisica crea una base solida per cambiamenti positivi a lungo termine nell'ambito dell'alimentazione e della psiche.

Utile sapere

Autoefficacia

L'autoefficacia nel contesto dell'alimentazione e della psiche descrive la fiducia di una persona nella propria capacità di modificare con successo la propria alimentazione e di apportare cambiamenti positivi a lungo termine. Un'elevata autoefficacia può portare a maggiore motivazione e perseveranza nel processo di cambiamento comportamentale.

Schemi di pensiero disfunzionali

Gli schemi di pensiero disfunzionali sono pensieri negativi o irrealistici che influenzano il comportamento e le emozioni di una persona e spesso portano a problemi. Nel contesto dell'alimentazione e della psiche, tali schemi possono contribuire a abitudini alimentari poco salutari, a un'immagine corporea negativa o a un'alimentazione emotiva.

Strategie Motivazionali per il Cambiamento Comportamentale

Distribuzione di strategie motivazionali efficaci che influenzano il benessere mentale attraverso cambiamenti nella dieta.

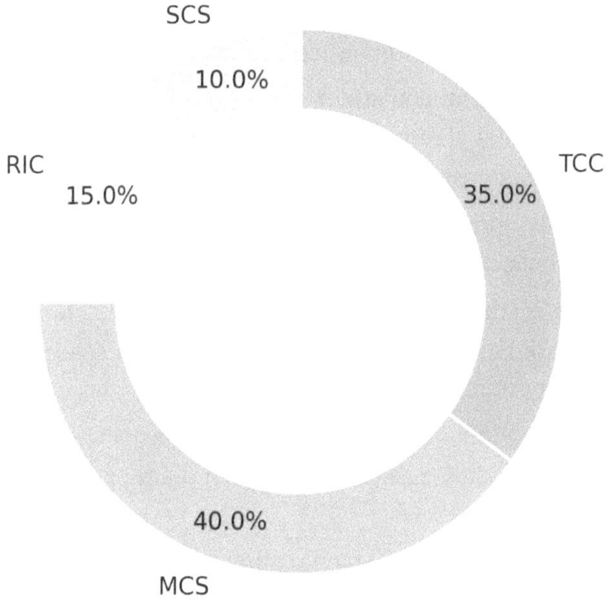

MCS: Mindfulness e Autocompassione

RIC: Sistemi di Ricompensa

SCS: Supporto Sociale

TCC: Terapia Cognitivo Comportamentale

Le pratiche di Mindfulness e Autocompassione rappresentano una parte significativa delle strategie di successo, sottolineando l'importanza della motivazione intrinseca e dell'autoaccettazione nel raggiungimento degli obiettivi dietetici. Le tecniche di Terapia Cognitivo Comportamentale forniscono una struttura pratica per affrontare schemi di pensiero negativi e promuovere un cambiamento sostenibile. Sebbene minore, il contributo dei sistemi di ricompensa e del supporto sociale evidenzia il beneficio del rinforzo positivo e della comunità nel promuovere l'adesione a sane abitudini alimentari.

Consigli concreti

- Ancorate nuove abitudini alimentari nella vostra vita quotidiana collegandole a rituali già esistenti, come ad esempio il caffè del mattino.
- Sfruttate il potere dei sensi: circondatevi di profumi e colori che vi fanno bene e aumentano il piacere del cibo.
- Create un punto di riferimento fisso nella vostra settimana: riservate un giorno specifico per pianificare e preparare i vostri pasti.
- Trattate gli alimenti con attenzione: apprezzate l'origine e la preparazione dei vostri piatti per sviluppare una comprensione più profonda della vostra alimentazione.
- Trasformate i presunti "cibi vietati" in alternative salutari: ad esempio, cuocete i vostri biscotti con farina integrale e frutta secca.
- Esplorate le vostre papille gustative: sperimentate nuove combinazioni di spezie per scoprire sapori sconosciuti e rendere i vostri pasti più interessanti.
- Mangiate con tutti i sensi: concentratevi consapevolmente sulla consistenza, l'odore e l'aspetto dei vostri piatti per intensificare il piacere.
- Collegate il vostro cambiamento alimentare a un progetto personale: ad esempio, coltivate le vostre verdure o imparate a fare il pane.
- Integrate il movimento nella vostra vita quotidiana, che vi porti gioia, sia esso ballo, giardinaggio o ciclismo, per supportare in modo olistico il vostro cambiamento alimentare.
- Create un ambiente ispiratore: appendete immagini di piatti sani o frasi motivazionali nella vostra cucina.

Revisione - 4. Cambiamento alimentare nella pratica

Un cambiamento alimentare nella pratica richiede più di una semplice conoscenza teorica sugli alimenti sani. Si tratta di modificare le proprie abitudini, l'ambiente e il modo di pensare affinché una dieta equilibrata diventi una parte naturale della propria vita quotidiana. Il percorso può sembrare inizialmente impegnativo, ma con una strategia ben pianificata e gli strumenti giusti, è possibile raggiungere i propri obiettivi e beneficiare in modo duraturo degli effetti positivi su corpo e mente. Un primo passo consiste nel pianificare consapevolmente i pasti e organizzare gli acquisti di conseguenza. Crea un piano settimanale con ricette basate su alimenti integrali e non trasformati, tenendo conto delle tue esigenze e preferenze individuali. Una lista della spesa ben strutturata, ordinata per categorie alimentari, ti aiuterà a rimanere concentrato al supermercato e a evitare acquisti impulsivi. Concentrati sui prodotti freschi ai lati del supermercato e evita i corridoi con alimenti trasformati e dolciumi. Una dispensa ben organizzata con alimenti base sani, conserve di frutta e verdura a lunga conservazione e prodotti surgelati ti supporterà nella preparazione di pasti sani anche nella vita quotidiana frenetica.

Oltre alla scelta degli alimenti, il tuo ritmo quotidiano gioca un ruolo cruciale. Fai attenzione a orari regolari per i pasti e evita di mangiare poco prima di andare a letto o di notte. Una colazione ricca di nutrienti è l'inizio ideale della giornata e supporta le tue funzioni cognitive. Controllare consapevolmente le dimensioni delle porzioni ti aiuterà a regolare l'apporto calorico senza dover rinunciare al piacere. Orientati verso diete come quella mediterranea o giapponese, che puntano su piatti vari in piccole porzioni. Fai attenzione a mantenere un equilibrio nella distribuzione dei nutrienti durante il cambiamento alimentare. Integra nella tua dieta carboidrati complessi, proteine, grassi sani, vitamine e minerali in quantità adeguate. Gli acidi grassi omega-3, gli antiossidanti e le fibre sono particolarmente importanti per la tua salute cognitiva e il tuo benessere emotivo.

La maggiore sfida di un cambiamento alimentare consiste nell'instaurare nuove abitudini e mantenerle a lungo termine. Fissa obiettivi realistici che puoi raggiungere passo dopo passo. Celebra i tuoi successi e non lasciarti scoraggiare dai fallimenti. Cerca supporto nel tuo ambiente sociale o in gruppi terapeutici. Lo scambio con persone affini rafforza la tua motivazione e ti aiuta a superare gli ostacoli. Sviluppa strategie per la gestione dello stress, in modo da non ricadere in vecchi schemi comportamentali in situazioni difficili. La terapia cognitivo-comportamentale può aiutarti a identificare e modificare schemi di pensiero negativi. Integra l'attività fisica regolare nella tua vita quotidiana. Lo sport non solo supporta la tua salute fisica, ma ha anche effetti positivi sulla tua psiche e rafforza la tua motivazione per una dieta sana.

Un cambiamento alimentare è un processo che richiede tempo, pazienza e impegno. È un percorso in cui cambi le tue abitudini, il tuo atteggiamento verso il cibo e, infine, te stesso. Concentrati sugli aspetti positivi, impara dai fallimenti e celebra ogni piccolo successo. Scoprirai che lo sforzo vale la pena e che una dieta equilibrata arricchirà la tua vita in molti modi. Non solo ti sentirai fisicamente più in forma e sano, ma migliorerai anche le tue capacità mentali, la tua stabilità emotiva e il tuo benessere generale.

5. Medicina nutrizionale preventiva

Possiamo influenzare l'invecchiamento del nostro cervello? La scienza moderna dimostra che le nostre scelte alimentari quotidiane hanno conseguenze significative per la salute del nostro sistema nervoso. Sebbene i fattori genetici giochino un ruolo, la chiave per una salute mentale ottimale si trova spesso nel nostro piatto. La ricerca degli ultimi anni ha fornito scoperte rivoluzionarie sulle connessioni tra alimentazione e invecchiamento cerebrale. In questo capitolo scoprirete come, attraverso strategie alimentari mirate, potete porre le basi per una salute mentale a lungo termine.

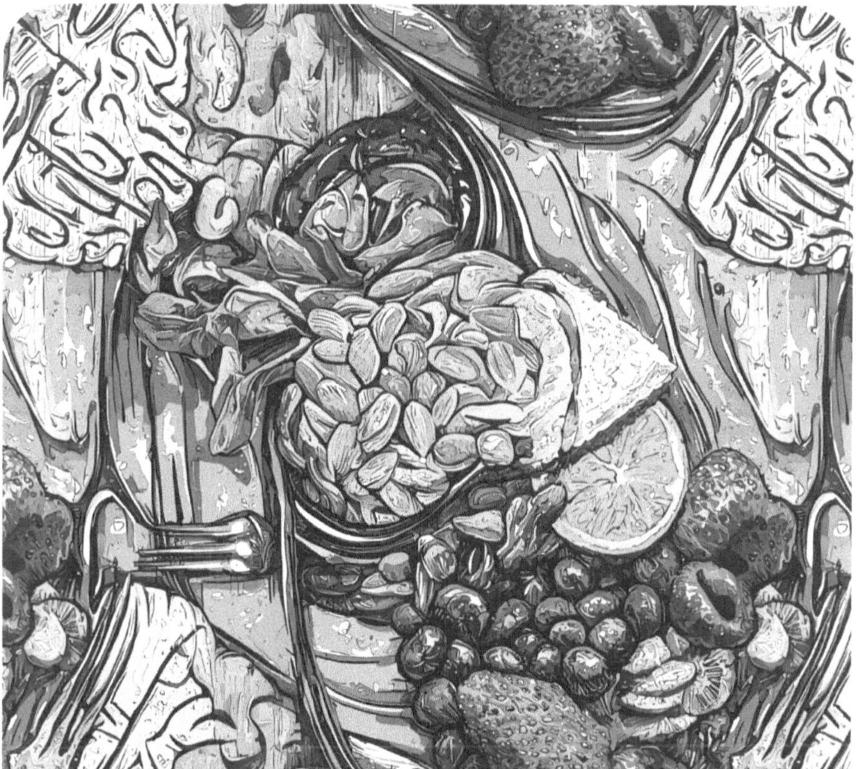

5. 1 Rallentare i processi di invecchiamento

Rallentare i processi di invecchiamento – un obiettivo centrale della medicina nutrizionale preventiva. I danni cellulari causati dallo stress ossidativo, la diminuzione dell'attività mitocondriale e i telomeri accorciati sono solo alcuni dei fattori che accelerano il processo di invecchiamento. Questi processi influenzano non solo le capacità fisiche, ma anche quelle mentali e il benessere psicologico. Una strategia nutrizionale mirata può contribuire a influenzare positivamente questi processi e a mantenere la propria vitalità a lungo termine. Scoprite in questo capitolo come una dieta adeguata possa proteggere le vostre cellule e migliorare la vostra qualità della vita.

Un approccio olistico composto da un'alimentazione ricca di antiossidanti, restrizione calorica, esercizio fisico regolare, stimolazione mentale e interazione sociale rallenta i processi di invecchiamento e promuove la vitalità.

Attivare la protezione cellulare

Attivare la protezione cellulare significa rafforzare i meccanismi naturali del corpo che proteggono le cellule dai danni. Un fattore importante è l'alimentazione. antioxidantien, come le vitamine C ed E o i carotenoidi, proteggono le cellule dallo stress ossidativo causato dalle specie reattive dell'ossigeno (ROS) [s109]. Le ROS si formano nel metabolismo e possono danneggiare le strutture cellulari. Analogamente ai polifenoli, presenti in molti alimenti, gli antiossidanti contribuiscono alla salute cellulare [s109]. La combinazione di diversi antiossidanti può generare synergistische_effekte e aumentare così l'efficacia [s110]. Una dieta ricca di frutta, verdura e cereali integrali fornisce molte di queste importanti sostanze protettive. Confronta la tua alimentazione con le raccomandazioni della Società Tedesca di Nutrizione (DGE) per identificare eventuali carenze. La restrizione calorica, ovvero un'assunzione ridotta di calorie, può anche rallentare i processi di invecchiamento, mantenendo l'attività mitocondriale e le funzioni neuronali [s111]. Questo avviene anche grazie a un miglioramento della circolazione cerebrale e a un cambiamento del cervello da glucosio a corpi chetonici come fonte di energia [s111]. Anche l'attività fisica regolare può ridurre i danni ossidativi e promuovere la salute [s112]. Sebbene l'esercizio aumenti la produzione di ROS, può anche avere effetti protettivi e anti-invecchiamento stimolando il sistema antiossidante endogeno [s109]. L'attività fisica migliora il controllo metabolico e può aumentare la insulinempfindlichkeit [s113]. Inoltre, l'esercizio può aumentare la lunghezza dei telomeri, che è un indicatore dell'invecchiamento cellulare [s113]. L'attivazione dell'AMPK, un regolatore centrale dei processi cellulari, attraverso l'esercizio influisce su molti effetti benefici per la salute e per la longevità [s113].

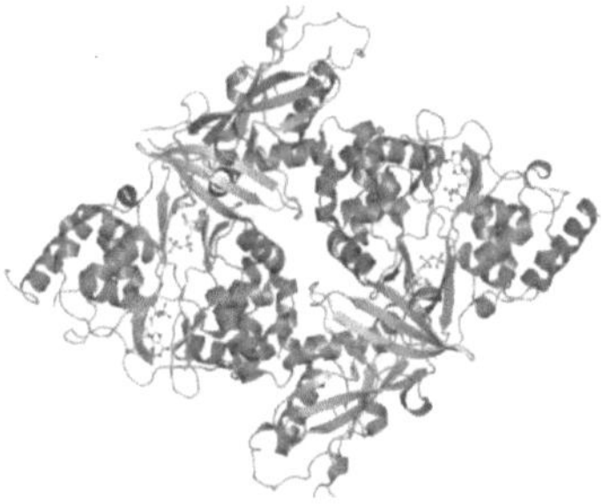

AMPK [i40]

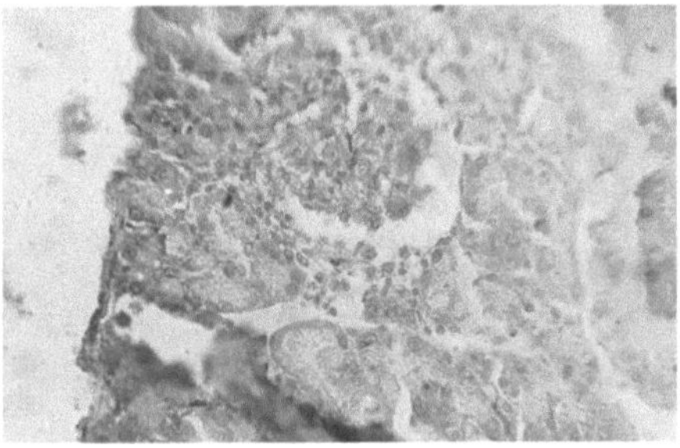

recettore dell'insulina [i41]

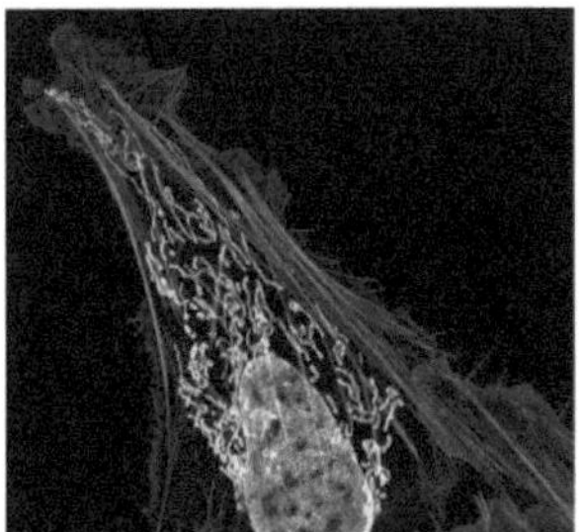

mitocondrio [i42]

Attività mitocondriale

I mitocondri sono le centrali energetiche delle cellule e svolgono un ruolo cruciale nella produzione di energia nel cervello. Un'attività mitocondriale migliorata può supportare la funzione cognitiva e aumentare la resilienza del cervello ai cambiamenti legati all'età.

Controllo metabolico

Il controllo metabolico si riferisce alla capacità del corpo di regolare i processi metabolici, inclusi il controllo della glicemia e la produzione di energia. Un buon controllo metabolico è importante per la salute del cervello e può contribuire a ridurre le disabilità cognitive legate all'età.

Lunghezza dei telomeri

I telomeri sono cappucci protettivi alle estremità dei cromosomi, che si accorciano ad ogni divisione cellulare. La lunghezza dei telomeri è considerata un indicatore dell'invecchiamento cellulare. Uno stile di vita sano può contribuire a rallentare l'accorciamento dei telomeri.

Sistema antiossidante endogeno

Il sistema antiossidante endogeno è la difesa naturale del corpo contro i radicali liberi. È composto da enzimi e altre molecole che aiutano a ridurre lo stress ossidativo e prevenire i danni cellulari.

Concentrazione ed efficacia degli antiossidanti

Efficacia e concentrazione di vari antiossidanti nella salute del cervello.

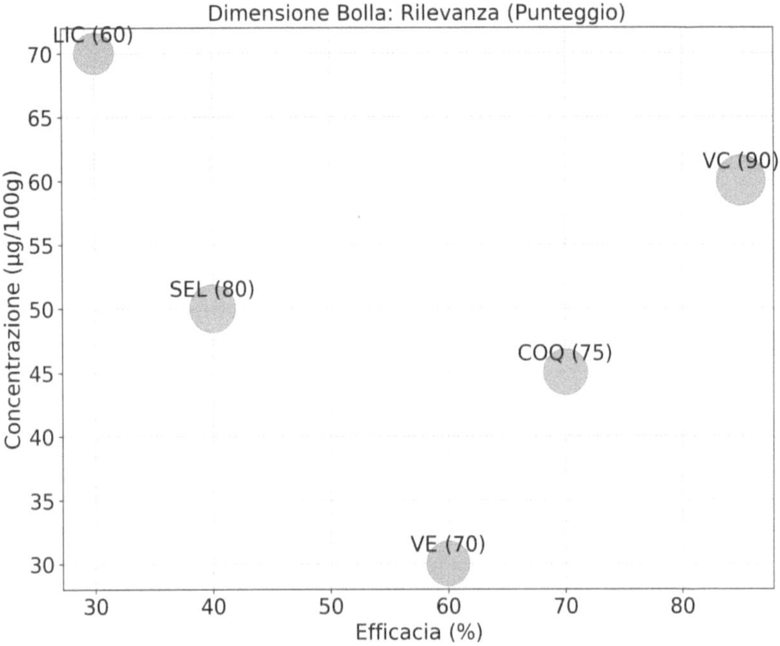

Blasengröße: Rilevanza (Punteggio)

COQ: Coenzima Q10

LIC: Licopene

SEL: Selenio

VC: Vitamina C

VE: Vitamina E

La vitamina C mostra un'elevata concentrazione ed efficacia, il che la rende potenzialmente importante per la salute del cervello. La vitamina E ha un'efficacia moderata nonostante la minore concentrazione, suggerendo un utilizzo efficiente. Il selenio, sebbene cruciale, richiede un dosaggio attento a causa della sua minore efficacia a concentrazioni più elevate. Il licopene dimostra un'elevata concentrazione ma una minore efficacia, evidenziando l'importanza della biodisponibilità e degli effetti sinergici. Nel complesso, un apporto equilibrato di vari antiossidanti è probabilmente più vantaggioso rispetto alla concentrazione su un singolo nutriente.

Mantenere la vitalità

Mantenere la vitalità in età avanzata implica molto più della semplice salute fisica. Anche la forma mentale e il benessere psicologico contribuiscono in modo significativo a preservare la qualità della vita. Oltre a una dieta equilibrata e a un'attività fisica regolare, che, come già accennato, influenzano positivamente la salute cellulare e il metabolismo, l'interazione sociale e la stimolazione cognitiva giocano un ruolo importante. [s114] [s115] Contatti sociali attivi, sia con la famiglia, gli amici o nella comunità, hanno un effetto protettivo sulla salute cognitiva e promuovono il benessere psicologico. [s114] [s115] Il senso di appartenenza e di integrazione sociale rafforza la resilienza psicologica e può contribuire a gestire meglio le sfide dell'invecchiamento. La stimolazione cognitiva, ovvero l'uso regolare del cervello, supporta il mantenimento delle capacità mentali. [s114] [s115] [s116] Questo può avvenire in vari modi, da metodi classici come la lettura, i puzzle e l'apprendimento di nuove abilità, a approcci moderni come i programmi di allenamento cognitivo o l'uso di Internet e computer. Ad esempio, la ricerca su Internet, paragonabile a una sorta di allenamento mentale, può attivare diverse aree del cervello e contribuire così alla flessibilità mentale. [s116] Anche programmi di allenamento cognitivo specifici, disponibili online o offline, possono allenare in modo mirato la memoria, l'attenzione e altre capacità cognitive. [s114] [s116] È importante che l'attività mentale sia regolare per ottenere effetti positivi a lungo termine. Un altro aspetto importante della vitalità in età avanzata è la salute mentale. Una dieta sana può influenzare positivamente la salute psicologica, oltre ai benefici fisici. [s117] Studi mostrano una correlazione tra una dieta equilibrata e un rischio ridotto di depressione. [s117] In particolare, una dieta con un basso glykaemischen_index e un alto contenuto di fibre può avere effetti positivi sull'umore e ridurre i marcatori infiammatori, che sono anche correlati a disturbi psicologici. [s117] La salute intestinale gioca un ruolo importante, poiché la flora intestinale, nota anche come microbioma, comunica con il cervello attraverso l'asse intestino-cervello, influenzando così l'umore e il benessere psicologico. [s117] [s118] In sintesi, il mantenimento della vitalità in età avanzata è un processo multifattoriale che comprende, oltre alla salute fisica, anche la forma mentale, l'interazione sociale e il benessere psicologico. Considerando e integrando attivamente queste diverse aree nella vita quotidiana, è possibile migliorare la qualità della vita in età avanzata e contrastare i processi di invecchiamento.

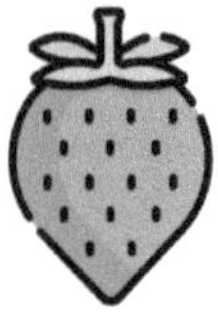

Utile sapere

Fibre

Componenti alimentari non digeribili che promuovono la salute intestinale e hanno effetti positivi sul metabolismo e sulla sensazione di sazietà. Una dieta ricca di fibre può anche ridurre le infiammazioni, che sono correlate a compromissioni cognitive.

Multifattoriale

Significa che un processo è influenzato da più fattori. Il mantenimento della vitalità in età avanzata è un processo multifattoriale che comprende alimentazione, movimento, interazione sociale e salute mentale.

Resilienza

La capacità di riprendersi da stress psicologici e di uscirne rafforzati gioca un ruolo importante per il benessere mentale in età avanzata. Una psiche resiliente può affrontare meglio le sfide dell'invecchiamento e influenzare positivamente la qualità della vita.

Cognitivo

Si riferisce alle capacità mentali come pensare, apprendere, ricordare e risolvere problemi. La stimolazione cognitiva attraverso attività mentali può contribuire a mantenere e migliorare queste capacità in età avanzata.

Funzione cognitiva vs. apporto nutrizionale

Correlazione tra apporto nutrizionale e funzione cognitiva con l'età.

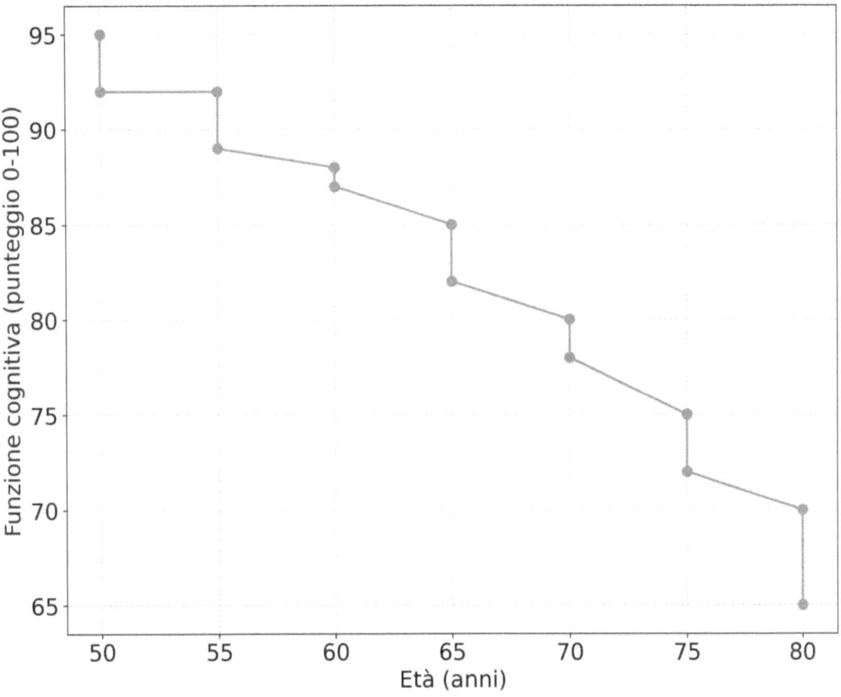

Questo grafico suggerisce una correlazione positiva tra un migliore apporto nutrizionale (rappresentato da un punteggio aggregato) e una migliore funzione cognitiva con l'avanzare dell'età degli individui. Mentre si osserva un declino in entrambi i gruppi, quelli con una migliore alimentazione sembrano mantenere una funzione cognitiva più elevata più a lungo, evidenziando il potenziale degli interventi dietetici per mitigare il declino cognitivo legato all'età. Ulteriori ricerche sono necessarie per stabilire la causalità ed esplorare gli impatti specifici dei nutrienti.

Consigli concreti

- Integra regolarmente una manciata di bacche nella tua dieta, poiché sono ricche di antiossidanti e contribuiscono alla protezione cellulare.
- Sostituisci i carboidrati raffinati con carboidrati complessi provenienti da cereali integrali, per fornire energia a lungo termine alle tue cellule ed evitare picchi di zucchero nel sangue.
- Incorpora il digiuno intermittente nella tua routine quotidiana per promuovere il rinnovamento cellulare e rallentare i processi di invecchiamento.
- Pratica regolarmente esercizi di consapevolezza per ridurre lo stress e proteggere così le cellule dagli effetti negativi degli ormoni dello stress.
- Trascorri del tempo ogni giorno nella natura per ottimizzare i tuoi livelli di vitamina D e supportare la salute cellulare.
- Cura la tua rete sociale per promuovere emozioni positive e minimizzare così gli effetti dello stress sulle tue cellule.
- Assicurati di dormire a sufficienza per supportare la rigenerazione delle tue cellule e rallentare i processi di invecchiamento.
- Integra regolarmente sessioni di sauna nella tua routine quotidiana per migliorare la circolazione e fornire nutrienti alle cellule.
- Ridi ogni giorno di cuore per liberare ormoni della felicità e proteggere così le tue cellule dai danni causati dallo stress.

5. 2 Protezione del cervello

Lo stress ossidativo e le infiammazioni croniche mettono a rischio la salute del cervello e possono contribuire a disfunzioni, invecchiamento accelerato e malattie neurodegenerative. Questi processi sono fortemente influenzati dalla nostra alimentazione. Tuttavia, una selezione mirata di nutrienti offre l'opportunità di contrastare questi sviluppi negativi e rafforzare la resilienza del cervello. Scoprite di seguito come proteggere il vostro cervello attraverso la medicina nutrizionale preventiva e promuovere a lungo termine la vostra salute cognitiva.

Una protezione olistica del cervello richiede sia la lotta contro lo stress ossidativo attraverso antiossidanti e il digiuno intermittente, sia la riduzione delle infiammazioni croniche mediante una dieta antinfiammatoria come quella mediterranea.

oxidativer_stress

Lo stress ossidativo si verifica a causa di uno squilibrio tra la produzione di radicali liberi – molecole altamente reattive – e la capacità del corpo di neutralizzarli [s119]. I radicali liberi attaccano le strutture cellulari, comprese le cellule cerebrali, causando danni e disfunzioni [s120]. Questo processo contribuisce all'invecchiamento normale del cervello, ma può anche favorire malattie neurologiche come l'Alzheimer [s121]. La dieta offre opportunità per contrastare questo processo. Una mediterrane_ernaehrung, ricca di frutta, verdura e olio d'oliva, fornisce una varietà di antiossidanti che possono neutralizzare i radicali liberi [s122]. La combinazione di diversi antiossidanti, ad esempio da bacche e tè verde, può persino aumentare la capacità antiossidante [s122]. Anche i micronutrienti come le vitamine del gruppo B e il ferro sono importanti per la salute cognitiva e possono ridurre gli effetti dello stress ossidativo [s121]. Il intermittierendes_fasten può anche contribuire a ridurre lo stress ossidativo stimolando la produzione di corpi chetonici. Questi non solo fungono da fonte di energia alternativa per il cervello, ma regolano anche i processi cellulari che aumentano la resistenza allo stress dei neuroni [s123]. Inoltre, il digiuno può promuovere l'autofagia, un processo in cui le cellule degradano componenti danneggiati, migliorando così la loro resilienza allo stress ossidativo [s123].

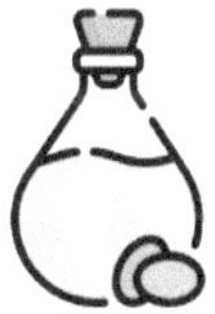

L'attività fisica, in particolare ad alta intensità, può anche ridurre lo stress ossidativo e migliorare l'umore [s124]. Questo avviene, tra l'altro, attraverso la modulazione del BDNF (fattore neurotrofico derivato dal cervello), una proteina importante per la crescita e la sopravvivenza dei neuroni [s124].

Utile sapere

Autofagia

È un processo di pulizia cellulare in cui i componenti cellulari danneggiati vengono degradati e riciclati. Il digiuno può promuovere l'autofagia e contribuire così alla salute delle cellule cerebrali.

BDNF

Sta per fattore neurotrofico derivato dal cervello, una proteina che promuove la crescita e la sopravvivenza delle cellule nervose. L'attività fisica può aumentare la produzione di BDNF.

Corpi Chetonici

Vengono prodotti dal corpo quando l'apporto di glucosio è basso, ad esempio durante il digiuno. Fungono da fonte di energia alternativa per il cervello e possono avere effetti neuroprotettivi.

Fattori che Contribuiscono allo Stress Ossidativo nel Cervello

Ripartizione dei fattori che influenzano lo stress ossidativo cerebrale.

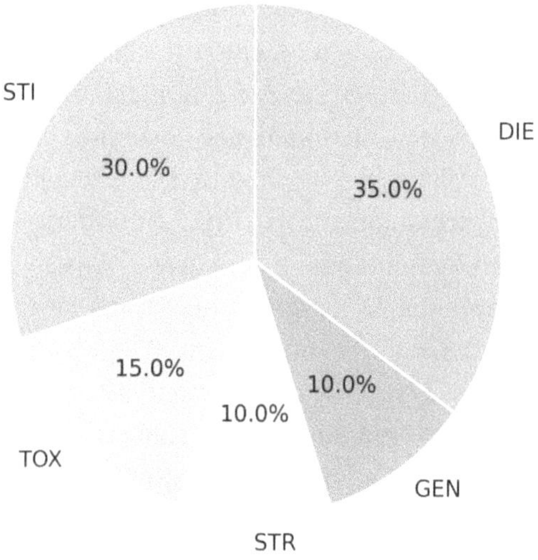

DIE: Cattiva Alimentazione (Elevato Consumo di Zuccheri, Cibi Lavorati)

GEN: Predisposizione Genetica

STI: Mancanza di Attività Fisica/Inattività

STR: Stress Cronico

TOX: Tossine Ambientali (Inquinamento, Metalli Pesanti)

Questo grafico evidenzia l'influenza significativa dei fattori dello stile di vita sullo stress ossidativo cerebrale. Una cattiva alimentazione e la mancanza di esercizio fisico contribuiscono in modo considerevole, suggerendo che le modifiche in questi ambiti potrebbero offrire una protezione sostanziale. Sebbene le tossine ambientali e la predisposizione genetica giochino un ruolo, il loro impatto combinato è inferiore a quello delle scelte di vita, sottolineando il potenziale di cambiamento positivo attraverso azioni individuali.

Inibizione dell'infiammazione

Le infiammazioni croniche, spesso inosservate, possono compromettere la salute del cervello. Mentre le infiammazioni acute rappresentano una normale reazione del sistema immunitario a lesioni o infezioni, i processi infiammatori persistenti nel corpo – noto come "Inflamm-Aging" – danneggiano a lungo termine cellule e tessuti, incluso il cervello [s125] [s126]. Una dieta ricca di gesaettigten_fettsaeuren e alimenti industrialmente lavorati può promuovere questa infiammazione sistemica, aumentando così il rischio di disturbi cognitivi legati all'età e neurodegenerative_erkrankungen [s126]. Al contrario, una dieta ricca di componenti antinfiammatori contrasta questi processi. La mediterrane_ernaehrungsweise, con il suo focus su frutta, verdura, olio d'oliva e pesce, fornisce ad esempio preziosi antiossidanti e omegafettsaeuren [s127]. Gli acidi grassi Omega-3, abbondanti nel pesce grasso come salmone o sgombro, hanno un'azione antinfiammatoria diretta e supportano la salute delle cellule cerebrali [s126]. Inoltre, la dieta mediterranea influisce positivamente sulla flora intestinale, che a sua volta comunica con il cervello attraverso l'darmhirnachse e modula le reazioni infiammatorie nel corpo [s127]. Pertanto, un cambiamento mirato nella dieta può contribuire in modo significativo alla protezione del cervello.

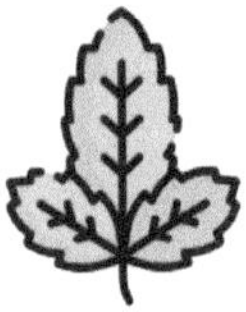

Utile sapere

Infiammazione

Le infiammazioni nel cervello possono derivare da lesioni, infezioni o malattie autoimmuni e danneggiare le delicate cellule nervose. Una dieta antinfiammatoria può contribuire a mitigare questi processi e proteggere la funzione cerebrale.

Inflamm-Aging

Descrive il legame tra processi infiammatori cronici e il processo di invecchiamento. Nel cervello, l'Inflamm-Aging può contribuire a compromissioni cognitive e a un aumento del rischio di malattie neurodegenerative. Una dieta equilibrata può rallentare questo processo.

Impatto Antinfiammatorio

Impatto dei fattori dello stile di vita sull'infiammazione cerebrale.

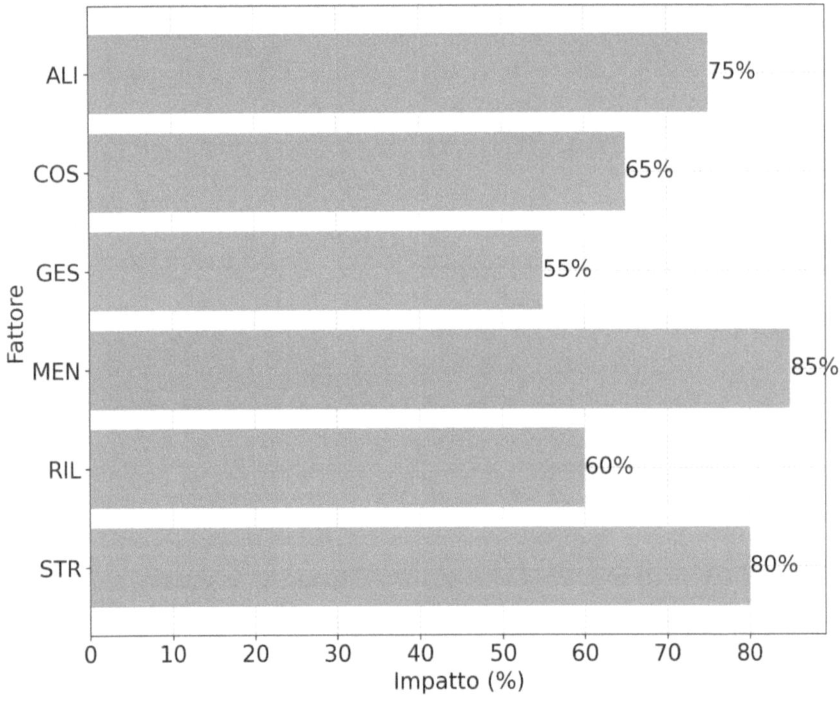

ALI: Alimentazione Equilibrata

COS: Connessioni Sociali

GES: Gestione dello Stress

MEN: Mentalità

RIL: Riposo di Qualità

STR: Attività Fisica Regolare

Il grafico evidenzia l'impatto relativo di vari fattori dello stile di vita sulla riduzione dell'infiammazione cerebrale. Un valore più alto indica un effetto antinfiammatorio più forte. Dare priorità al sonno, a una dieta equilibrata e alla gestione dello stress sembra cruciale per la salute del cervello.

Consigli concreti

- Bevi al mattino un bicchiere di acqua calda con limone e zenzero per idratare le cellule cerebrali con liquidi e antiossidanti.
- Arricchisci i tuoi pasti con olio di semi di lino per supportare le cellule cerebrali con acidi grassi omega-3.
- Sgranocchia noci come spuntino per rinforzare il tuo cervello con nutrienti preziosi e grassi sani.
- Prepara un frullato di avocado e cacao per fornire energia e antiossidanti al tuo cervello.
- Cuoci a vapore il broccolo e gustalo come contorno per supportare il tuo cervello con vitamina K e colina.
- Integra i mirtilli nella tua colazione per favorire la comunicazione tra le cellule cerebrali.
- Bevi ogni giorno una tazza di tè verde per proteggere le cellule cerebrali dallo stress ossidativo.
- Concediti di tanto in tanto del cioccolato fondente ad alto contenuto di cacao per migliorare la circolazione nel cervello.
- Massaggia delicatamente il cuoio capelluto per migliorare la circolazione cerebrale e ottimizzare l'apporto di nutrienti.
- Ascolta musica rilassante per ridurre lo stress e supportare la rigenerazione delle cellule cerebrali.
- Respira profondamente nel ventre più volte al giorno per migliorare l'apporto di ossigeno al tuo cervello.
- Fai una passeggiata quotidiana nel verde per stimolare la circolazione cerebrale e favorire nuove idee.

5. 3 Salute a lungo termine

La salute a lungo termine significa rafforzare in modo sostenibile corpo e mente attraverso misure preventive. Alimentazione, movimento e gestione dello stress influenzano il metabolismo, il sistema immunitario e le funzioni organiche, e di conseguenza anche il nostro benessere psicologico. Queste complesse interrelazioni presentano sfide, ma offrono anche enormi opportunità. Un metabolismo sano influisce sul peso corporeo, sulle funzioni ormonali e persino sulla plasticità sinaptica nel cervello. Il sonno, lo stress e l'alimentazione modulano a loro volta il sistema immunitario e la flora intestinale, che sono fondamentali per la difesa dalle malattie e per la salute a lungo termine. I cambiamenti legati all'età nelle funzioni organiche richiedono adattamenti nello stile di vita per mantenere le prestazioni. Scoprite in questo capitolo come la medicina nutrizionale preventiva possa influenzare positivamente la vostra salute a lungo termine e migliorare il vostro benessere psicologico.

La salute a lungo termine richiede non solo un'alimentazione equilibrata e un'adeguata attività fisica, ma anche la considerazione della gestione dello stress e di un sonno sufficiente, poiché questi fattori influenzano il metabolismo, il sistema immunitario e le funzioni organiche, plasmando così in modo duraturo il benessere psicologico e fisico.

Equilibrio metabolico

Un metabolismo sano dipende dall'equilibrio tra assunzione e consumo di energia. [s128] Questo equilibrio influisce direttamente sul peso corporeo. Una perdita di peso del 5% può avere effetti positivi su parametri biochimici e parametri fisiologici. [s128] Mantenere un peso sano dopo una perdita di peso richiede un continuo adattamento del metabolismo. [s128] Questo adattamento comprende cambiamenti nelle funzioni ormonali e nelle attività enzimatiche. [s128] Molte persone riprendono peso dopo una dieta poiché il metabolismo si adatta all'assunzione calorica ridotta abbassando il consumo energetico. [s128] Un controllo del peso a lungo termine si ottiene combinando la riduzione calorica con una dieta adeguata, ad esempio attraverso un cambiamento alimentare permanente con assunzione calorica ridotta. [s128] Inoltre, intermittierendes_fasten può migliorare la salute metabolica. [s128] Oltre alla dieta, anche il sonno influisce sul metabolismo. I disturbi del sonno possono portare a un'attività aumentata del sistema nervoso simpatico e dell'asse ipotalamo-ipofisaria. [s129] Questi cambiamenti influenzano il metabolismo e possono portare a lungo termine a ipertensione, dislipidemie e diabete di tipo 2. [s129] Le conseguenze della mancanza di sonno si manifestano sia nel cervello che in altri organi e contribuiscono all'insorgenza di sovrappeso e malattie metaboliche. [s129] Un sonno adeguato e regolare è quindi essenziale per un metabolismo sano. [s129] Lo stress cronico, a sua volta, influisce sul sistema neuroendocrino, in particolare sull'asse ipotalamo-ipofisario-surrenalico (asse HPA). [s130] Un'iperattivazione dell'asse HPA dovuta a stress prolungato può portare a infiammazioni croniche e a varie malattie. [s130] Lo stress influisce anche sulla struttura del cervello e può contribuire a disturbi psichici come la depressione. [s130] Il sistema nervoso e il sistema immunitario si influenzano reciprocamente. Lo stress influisce quindi anche sul sistema immunitario e viceversa. [s130] Uno squilibrio nel sistema neuroimmunitario può portare a infiammazioni croniche, associate a malattie cardiovascolari e diabete.

[s130] L'attività fisica può contrastare questi effetti negativi dello stress, regolando neurotrophe_faktoren e molecole antinfiammatorie. [s130] L'esercizio fisico aiuta quindi il corpo a gestire meglio lo stress e a ridurre le infiammazioni. La dieta gioca un ruolo cruciale nel metabolismo e nella synaptische_plastizitaet nel cervello, che è importante per le funzioni cognitive. [s131] Gli acidi grassi omega-3 favoriscono i processi cognitivi e la funzione sinaptica, mentre i grassi saturi aumentano il rischio di disturbi neurologici. [s131] Una dieta ipocalorica può migliorare la plasticità sinaptica e ridurre i danni ossidativi nel cervello. [s131] Una dieta equilibrata, ricca di antiossidanti e nutrienti essenziali, può promuovere la salute cognitiva e ridurre il rischio di neurodegenerative. [s131] Una dieta ricca di frutta, verdura e cereali integrali previene le malattie croniche e supporta la salute cognitiva. [s132] Il controllo della pressione sanguigna e il trattamento di problemi di salute fisica e mentale sono anch'essi importanti per evitare compromissioni cognitive. [s132] Anche le interazioni tra farmaci, alimenti e altre sostanze possono influenzare la funzione cerebrale. [s132]

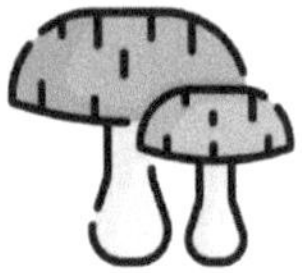

Asse ipotalamo-ipofisario

Un sistema complesso nel cervello che controlla gli ormoni e regola molte funzioni corporee, tra cui il metabolismo, la crescita e la riproduzione. Lo stress può influenzare la funzione di questo asse.

Asse ipotalamo-ipofisario-surrenalico

L'asse HPA è una parte del sistema neuroendocrino e controlla la reazione allo stress del corpo. Lo stress cronico può portare a un'iperattivazione dell'asse HPA.

Funzioni ormonali

Gli ormoni sono messaggeri chimici che regolano varie funzioni corporee. Un equilibrio ormonale è importante per l'umore, il sonno, il metabolismo e le prestazioni cognitive.

Sistema nervoso simpatico

Parte del sistema nervoso autonomo che prepara il corpo a situazioni di stress (‘lotta o fuga’). Un'attivazione cronica può avere effetti negativi sulla salute.

Sistema neuroendocrino

Il sistema neuroendocrino collega il sistema nervoso con il sistema ormonale. Gioca un ruolo importante nella reazione allo stress e nella regolazione delle funzioni corporee.

Equilibrio metabolico e benessere mentale

Correlazione tra equilibrio metabolico e punteggi di benessere mentale.

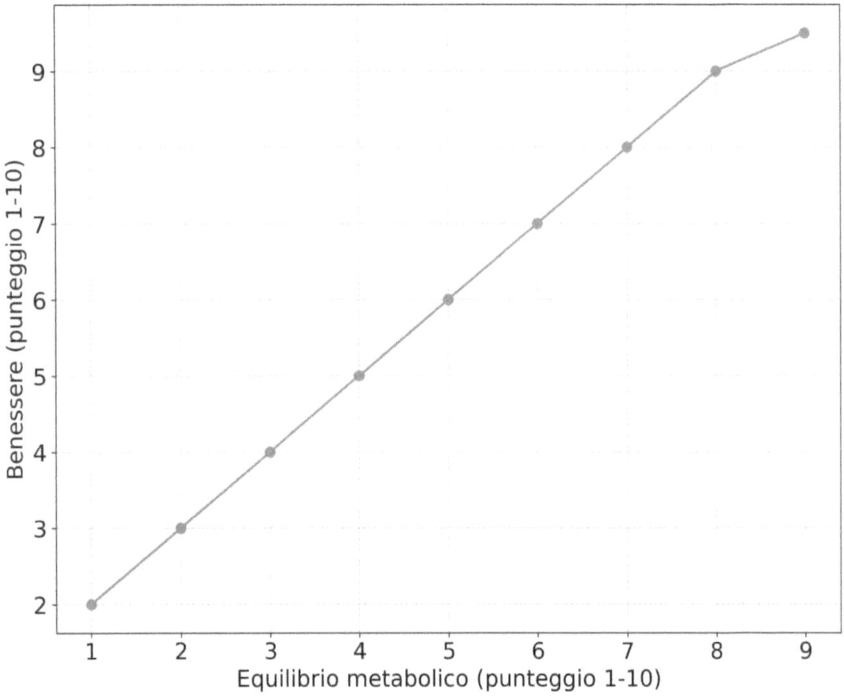

Il grafico indica una correlazione positiva tra il miglioramento dell'equilibrio metabolico e punteggi più elevati di benessere mentale. Man mano che l'equilibrio metabolico migliora, le persone tendono a segnalare un umore migliore, una riduzione dell'ansia e una maggiore funzione cognitiva. Ciò suggerisce che dare priorità alla salute metabolica attraverso interventi dietetici e sullo stile di vita può avere un impatto positivo sul benessere mentale.

Immunomodulazione

L'immunomodulazione descrive l'influenza del sistema immunitario da parte di vari fattori, tra cui la nutrizione. Un sistema immunitario ben funzionante è essenziale per la difesa contro i patogeni e per il mantenimento della salute. Il cibo che consumiamo può influenzare direttamente la composizione e la funzione del nostro sistema immunitario. Ad esempio, l'allattamento promuove lo sviluppo del sistema immunitario infantile attraverso il trasferimento di antikoerper e leucociti, che aumentano la protezione contro le infezioni [s133]. Inoltre, i componenti immunologici del latte materno possono ridurre il rischio di infiammazioni croniche nella vita successiva [s133]. Anche la formazione di una flora intestinale sana attraverso l'allattamento contribuisce alla salute a lungo termine e alla funzione immunitaria [s133]. Oltre all'allattamento durante l'infanzia, la nutrizione gioca un ruolo cruciale anche nell'età adulta per l'immunomodulazione. Diversi nutrienti influenzano la risposta immunitaria. Le vitamine e i minerali sono essenziali per la funzione delle cellule immunitarie. La vitamina A regola sia l'immunità innata che quella mediata dalle cellule e la produzione di anticorpi [s134]. Lo zinco inibisce la produzione di citochine pro-infiammatorie e supporta lo sviluppo delle cellule T regolatorie [s134]. La vitamina D ha un effetto antinfiammatorio bloccando il rilascio di citochine pro-infiammatorie nei monociti [s134]. Il colesterolo, un componente importante delle membrane cellulari, influenza la risposta immunitaria regolando le vie di segnalazione della biosintesi del colesterolo [s134]. Anche gli acidi grassi polinsaturi (PUFAs) possiedono proprietà immunomodulanti, riducendo le eicosanoidi pro-infiammatori e promuovendo l'integrità della membrana cellulare [s134]. La nutrizione non influisce solo sulle singole cellule immunitarie, ma anche sulla flora intestinale, che interagisce strettamente con il sistema immunitario. Una flora intestinale sana è importante per la regolazione delle infiammazioni, il

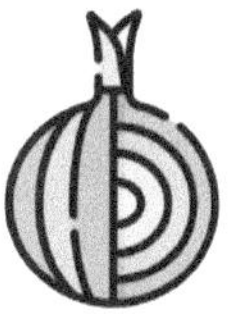

mantenimento del metabolismo e lo sviluppo e la regolazione del sistema immunitario [s135]. I probiotici, i prebiotici e i postbiotici possono influenzare positivamente la flora intestinale e quindi promuovere la salute e trattare le malattie ripristinando l'equilibrio della flora intestinale [s135]. I probiotici agiscono producendo postbiotici, che regolano la flora intestinale e rimuovono i prodotti metabolici dannosi per ridurne gli effetti sull'organismo [s135]. I meccanismi d'azione dei probiotici e dei postbiotici includono la modulazione della flora intestinale, il miglioramento della funzione di barriera intestinale e l'immunomodulazione, contribuendo a una migliore salute e gestione delle malattie [s135]. Una dieta equilibrata ricca di frutta, verdura e cereali integrali supporta una flora intestinale sana e rafforza così il sistema immunitario. Paragonabile a un giardino in cui diverse specie vegetali interagiscono, anche l'intestino ha bisogno di una varietà di nutrienti per creare un ecosistema microbico ottimale.

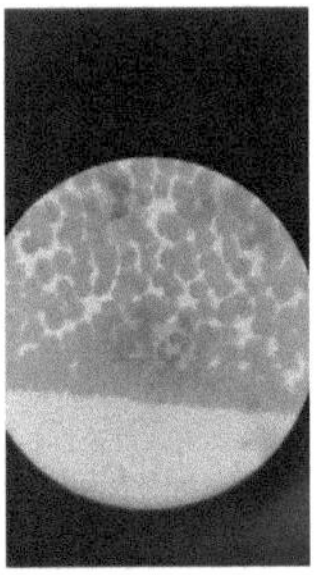

Monociti [i43]

Utile sapere

Eicosanoidi

Gli eicosanoidi sono sostanze simili agli ormoni, formate da acidi grassi polinsaturi, che regolano le reazioni infiammatorie nel corpo. Nel cervello, gli eicosanoidi giocano un ruolo nella neuroinfiammazione, che è associata a malattie neurodegenerative e disturbi psicologici. Una dieta ricca di acidi grassi omega-3 può promuovere la formazione di eicosanoidi antinfiammatori e contribuire così alla salute del cervello.

Colesterolo

Il colesterolo è un componente importante delle membrane cellulari e gioca un ruolo nella formazione di ormoni e vitamina D. Per la salute del cervello, il colesterolo è essenziale, poiché supporta la mielinizzazione delle fibre nervose, migliorando così la trasmissione dei segnali nel cervello. Un livello equilibrato di colesterolo è importante per funzioni cognitive ottimali.

Immunomodulazione

L'immunomodulazione gioca un ruolo cruciale per la salute del cervello, poiché le infiammazioni croniche nel cervello sono associate a malattie neurodegenerative e disturbi psicologici. Attraverso una dieta mirata, ricca di antiossidanti, acidi grassi omega-3 e fibre prebiotiche, è possibile influenzare positivamente la risposta immunitaria nel cervello e ridurre le infiammazioni, contribuendo alla protezione delle cellule cerebrali e al miglioramento delle funzioni cognitive.

Impatto di nutrienti selezionati sulla funzione immunitaria

Effetti immunomodulatori relativi

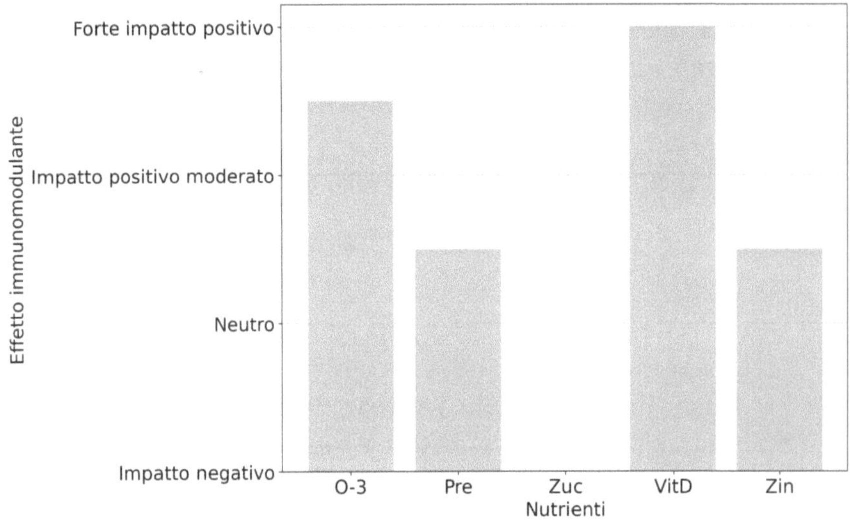

O-3: Acidi grassi omega-3

Pre: Prebiotici

VitD: Vitamina D

Zin: Zinco

Zuc: Zucchero raffinato

Questo grafico illustra l'impatto relativo di vari nutrienti sulla funzione immunitaria. La vitamina D dimostra un sostanziale effetto positivo, evidenziando la sua importanza per la salute immunitaria. Anche gli acidi grassi omega-3 mostrano un notevole impatto positivo, suggerendo il loro ruolo nella modulazione delle risposte immunitarie. Zinco e prebiotici mostrano un'influenza positiva moderata, contribuendo all'equilibrio immunitario generale. Mentre lo zucchero raffinato mostra un impatto negativo, suggerendo che potrebbe ostacolare la funzione immunitaria, è importante notare che questi sono confronti relativi e le risposte individuali possono variare in base alla dieta e allo stile di vita generali.

Funzioni degli organi

Le funzioni degli organi cambiano nel corso della vita e sono influenzate da vari fattori, tra cui alimentazione, attività fisica e livello di stress. Ad esempio, la funzione digestiva diminuisce con l'età, il che può portare a una ridotta assunzione di nutrienti [s136]. Ciò sottolinea la necessità di un'alimentazione adeguata in età avanzata per prevenire carenze. L'attività fisica regolare contrasta questi cambiamenti legati all'età, promuovendo la neuroplastizitaet e portando a miglioramenti strutturali e funzionali nel cervello [s137]. L'esercizio aumenta la neurogenesi, la formazione di nuove cellule nervose, e migliora l'afflusso di sangue al cervello. Questi effetti positivi sulla salute cerebrovascolare contribuiscono a mantenere le capacità cognitive. Oltre all'attività fisica, l'alimentazione gioca un ruolo cruciale per la salute degli organi e in particolare del cervello. Una dieta a basso glykaemischen_index e con un carico glicemico ridotto può ridurre i sintomi depressivi, mentre una dieta ad alto indice glicemico può favorirli [s138]. La scelta degli alimenti influisce quindi direttamente sulla salute mentale. Inoltre, studi dimostrano che alcune diete, come quella mediterranea o la dieta DASH, sono associate a un rischio ridotto di compromissione cognitiva e demenza [s139]. Queste diete si caratterizzano per un alto contenuto di frutta, verdura, cereali integrali e grassi sani. I micronutrienti, come le vitamine del gruppo B e il ferro, sono anch'essi essenziali per la salute cognitiva e lo sviluppo cerebrale [s139]. Un'adeguata assunzione di questi nutrienti può essere garantita attraverso una dieta varia. Gli ormoni prodotti nel tratto gastrointestinale, come la leptina e la grelina, influenzano anche i processi di apprendimento e la formazione della memoria, promuovendo la synaptische_plastizitaet, la capacità del cervello di adattarsi e cambiare [s140]. Una dieta equilibrata supporta questi processi e contribuisce così alla performance cognitiva. Inoltre, gli antioxidantien, presenti in molti frutti e verdure, possono promuovere la

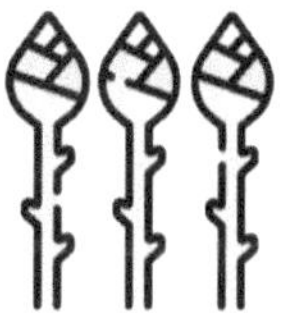

plasticità sinaptica e ridurre le compromissioni cognitive [s140]. Pertanto, l'alimentazione non ha solo effetti immediati sulla salute, ma può anche provocare cambiamenti epigenetici a lungo termine, che possono influenzare anche le generazioni future [s140].

Utile sapere

Epigenetico

Si riferisce ai cambiamenti nell'espressione genica che non sono causati da cambiamenti nella sequenza del DNA stesso. L'alimentazione può provocare cambiamenti epigenetici che possono influenzare la salute e il comportamento, e tali cambiamenti possono persino essere trasmessi alle generazioni future.

Cerebrovascolare

Si riferisce ai vasi sanguigni nel cervello. Una dieta sana e l'esercizio fisico promuovono la salute cerebrovascolare migliorando la circolazione sanguigna nel cervello e riducendo il rischio di ictus e altre malattie vascolari. Questo contribuisce alla salute a lungo termine del cervello.

Impatto della Nutrizione sulla Funzionalità Organica

Correlazione tra apporto di nutrienti, funzionalità organica ed età.

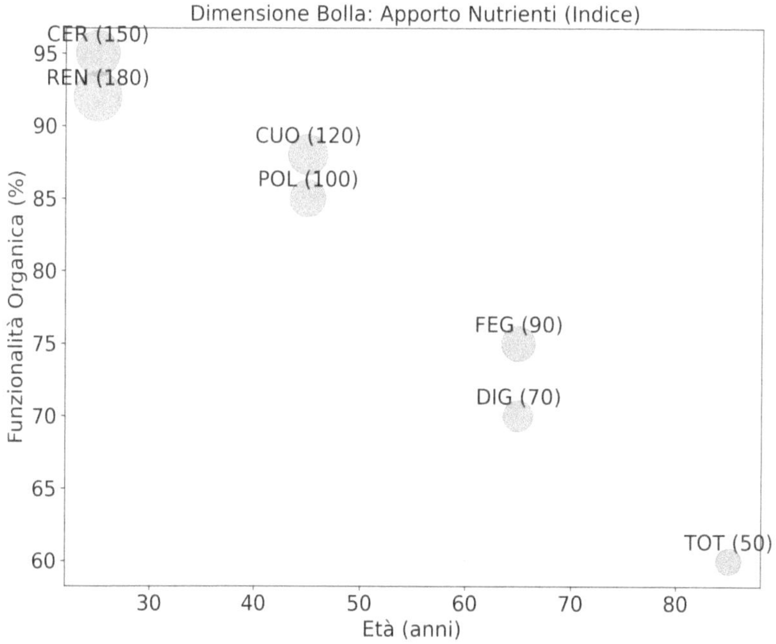

Blasengröße: Apporto Nutrienti (Indice)

CER: Cervello | CUO: Cuore

DIG: Digestione | FEG: Fegato

POL: Polmoni | REN: Reni

TOT: Totale

Il grafico suggerisce che un apporto ottimale di nutrienti in giovane età è correlato a una migliore funzionalità organica a lungo termine. Mentre la funzionalità organica diminuisce naturalmente con l'età, gli individui con un apporto di nutrienti più elevato sembrano mantenere una funzione migliore. In particolare, un apporto adeguato sembra particolarmente cruciale per la salute del cervello, influenzando potenzialmente il benessere mentale. Sono necessarie ulteriori indagini per determinare le relazioni causali e i livelli ottimali di nutrienti per diverse fasce d'età.

Consigli concreti

- Affina i tuoi piatti con spezie come curcuma e cannella per fornire alle tue cellule preziosi composti vegetali secondari.
- Integra regolarmente legumi nella tua dieta per nutrire il tuo intestino con fibre prebiotiche e influenzare positivamente la flora intestinale.
- Sperimenta con diversi tipi di digiuno per ottimizzare i tuoi processi metabolici e promuovere la salute cellulare.
- Dedica ogni giorno piccoli momenti per un rilassamento consapevole, per ridurre lo stress e supportare il tuo equilibrio ormonale.
- Coltiva le tue relazioni sociali per promuovere emozioni positive e rafforzare così la tua salute mentale e il tuo sistema immunitario.
- Scopri la varietà delle erbe selvatiche locali e integrale nella tua dieta per fornire alle tue cellule vitamine e minerali naturali.
- Trascorri del tempo nel bosco o al mare per sfruttare l'effetto benefico della natura sulla tua salute e abbassare i tuoi ormoni dello stress.
- Impara una nuova tecnica di rilassamento come yoga o meditazione per aumentare la tua resistenza allo stress e trovare il tuo equilibrio interiore.
- Massaggia regolarmente i tuoi piedi per favorire la circolazione e supportare i tuoi organi.
- Canta o suona uno strumento per migliorare il tuo umore e allenare le tue capacità cognitive.
- Sviluppa un rituale per iniziare e concludere la giornata in modo consapevole e grato.
- Considera la tua salute come un sistema olistico e cura il corpo, la mente e l'anima in egual misura.

Revisione - 5. Medicina nutrizionale preventiva

La medicina nutrizionale preventiva è più di una semplice dieta: è un approccio olistico per rafforzare a lungo termine la vostra salute fisica e mentale. Come evidenziato nel libro "Cervello, Nutrizione e Psiche", l'alimentazione gioca un ruolo centrale nel benessere psicologico e nelle capacità cognitive. Per sfruttare al meglio questo potenziale, dovreste integrare i vari aspetti della medicina nutrizionale preventiva nella vostra vita quotidiana. L'accento è posto sul rafforzamento dei meccanismi di difesa naturali del corpo, sulla promozione di un metabolismo sano e sulla modulazione del sistema immunitario.

Un passo importante è la riduzione dello stress ossidativo e delle infiammazioni croniche. Pertanto, integrate nella vostra dieta alimenti ricchi di antiossidanti come frutti di bosco, verdure verdi e noci. Fate attenzione a un'adeguata assunzione di acidi grassi omega-3, ad esempio attraverso il consumo di pesce grasso. La dieta mediterranea offre un'ottima base, poiché unisce molti di questi componenti salutari. In aggiunta, potete considerare il digiuno intermittente per attivare i processi di riparazione cellulare e aumentare la resistenza allo stress delle vostre cellule. Tuttavia, tenete presente che il digiuno non è adatto a tutti e dovreste consultare un medico in caso di dubbi.

Oltre all'alimentazione, uno stile di vita sano gioca un ruolo decisivo. L'esercizio regolare, un sonno adeguato e una gestione efficace dello stress contribuiscono in modo significativo all'equilibrio metabolico e al rafforzamento del sistema immunitario. Integrare nel vostro quotidiano attività fisiche che vi piacciono, sia che si tratti di correre, nuotare o ballare. Fate attenzione a mantenere un ritmo sonno-veglia regolare e imparate tecniche di rilassamento per gestire lo stress in modo efficace. La combinazione di queste misure vi consente di supportare al meglio le funzioni organiche e mantenere la vostra vitalità a lungo termine.

Implementare una strategia nutrizionale preventiva può essere una sfida nella vita quotidiana. Pertanto, iniziate con piccoli passi realistici e aumentateli gradualmente. Tenete ad esempio un diario alimentare per analizzare le vostre abitudini alimentari e ottimizzarle in modo mirato. Cercate supporto da esperti di nutrizione o in gruppi di autoaiuto per rafforzare la vostra motivazione e affrontare insieme le sfide. Ricordate che ogni piccolo passo nella giusta direzione conta e che a lungo termine beneficerete degli effetti positivi della medicina nutrizionale preventiva. Investite nella vostra salute: è il miglior investimento che possiate fare. Un corpo e una mente sani sono le fondamenta per una vita piena e felice.

Offerte aggiuntive gratuite in programma

Siamo lieti di potervi offrire in futuro materiali supplementari gratuiti per questo libro:

- Un capitolo bonus esclusivo con contenuti aggiuntivi
- Un riassunto compatto dell'intero libro in formato PDF
- Una versione radiodrammatica (In Programma)

La pubblicazione di questi materiali è prevista per 2025.
Vi invitiamo a visitare il nostro sito web già da oggi. Non appena il nostro servizio newsletter sarà attivo (previsto per 2025), potrete registrarvi per ricevere aggiornamenti e non perdere alcuna novità sulle offerte aggiuntive gratuite.

www.SaageBooks.com/it/
alimentazione_per_il_cervello_e_la_psiche-bonus-JVFMFQ

Cari lettori,

Siamo profondamente onorati che abbiate dedicato del tempo a leggere il nostro libro dall'inizio alla fine. Il nostro più grande desiderio è fornirvi preziose intuizioni e una guida pratica. La vostra fiducia nel nostro lavoro significa molto per noi. Speriamo che la lettura sia stata arricchente per voi. Se avete domande o suggerimenti, non esitate a contattarci attraverso il nostro sito web.

Se avete apprezzato questo libro, gradiremmo molto una recensione onesta. Potete facilmente lasciare la vostra valutazione onesta sulla piattaforma di vendita dove avete acquistato il libro.
Grazie per il vostro supporto!

Bendis Saage

Saage Media GmbH - Squadra

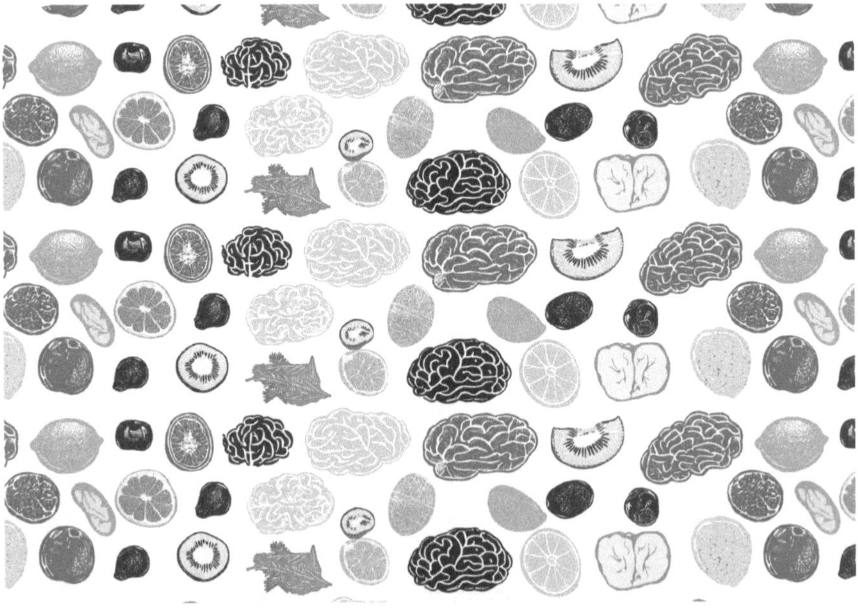

www.SaageBooks.com/it

Scopri di più! Il nostro sito web editoriale ti offre una vasta selezione di libri aggiuntivi. Oltre ai contenuti gratuiti e ai materiali bonus esclusivi, troverai anche informazioni approfondite sulle nostre opere. Sfoglia la nostra vasta offerta digitale e lasciati ispirare da ulteriori esperienze di lettura.

www.SaageBooks.com/it

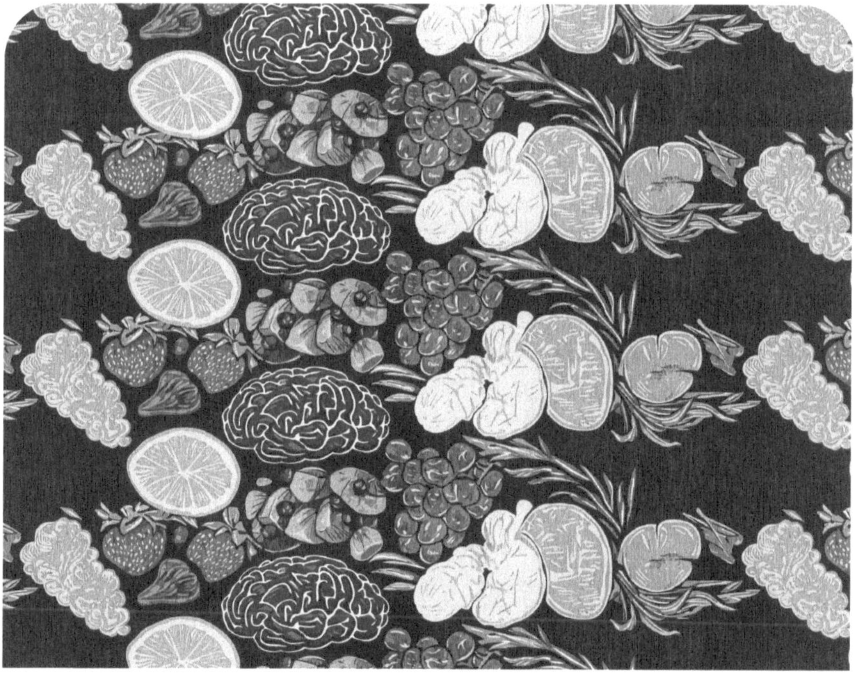

Fonti

I nostri sinceri ringraziamenti vanno a tutti gli autori delle fonti scientifiche e non scientifiche citate, ai gestori dei siti web referenziati e ai creatori delle immagini, grafiche e studi utilizzati, il cui prezioso lavoro ha contribuito alla creazione di questo libro.
Per ulteriori informazioni, ti consigliamo di visitare i siti web delle fonti. Se riscontri errori di mappatura o altre incongruenze, ti preghiamo di contattarci.

Tutte le fonti sono state consultate l'ultima volta il: 2025-02-19

[s1] - https://www.ncbi.nlm.nih.gov/books/NBK554545/

Autore:	Alyssa L. Morris, Shamim S. Mohiuddin	**Titolo:**	Biochemistry, Nutrients
di:	StatPearls Publishing	**Data:**	2023/05/01
Sito web:	NCBI Bookshelf	**Editore:**	StatPearls Publishing

[s2] - https://pmc.ncbi.nlm.nih.gov/articles/PMC6930825/

Autore:	Carlos Alberto Calderón-Ospina, Mauricio Orlando Nava-Mesa	**Titolo:**	B Vitamins in the nervous system: Current knowledge of the biochemical modes of action and synergies of thiamine, pyridoxine, and cobalamin
di:	Universidad del Rosario	**DOI:**	10.1111/cns.13207
Data:	2019 Sep 6	**Sito web:**	PubMed Central (PMC)
Editore:	CNS Neuroscience & Therapeutics		

[s3] - https://www.ncbi.nlm.nih.gov/books/NBK28242/

Autore:	Gary E Gibson, John P Blass	**Titolo:**	Nutrition and Functional Neurochemistry
di:	National Center for Biotechnology Information (NCBI)	**Data:**	1999
Sito web:	NCBI Bookshelf	**Editore:**	Lippincott-Raven

[s4] - https://pmc.ncbi.nlm.nih.gov/articles/PMC3900881/

Autore:	Philipp Mergenthaler, Ute Lindauer, Gerald A Dienel, Andreas Meisel	**Titolo:**	Sugar for the brain: the role of glucose in physiological and pathological brain function
DOI:	10.1016/j.tins.2013.07.001	**Data:**	2013 Aug 20
Sito web:	PubMed Central (PMC)	**Editore:**	Trends in neurosciences

[s5] - https://pmc.ncbi.nlm.nih.gov/articles/PMC4981537/

Autore:	Sarah E Cusick, Michael K Georgieff	**Titolo:**	The Role of Nutrition in Brain Development: The Golden Opportunity of the "First 1000 Days"
di:	University of Minnesota School of Medicine	**DOI:**	10.1016/j.jpeds.2016.05.013
Data:	2016 Jun 3	**Sito web:**	PubMed Central (PMC)
Editore:	The Journal of pediatrics		

[s6] - https://pmc.ncbi.nlm.nih.gov/articles/PMC10083484/

Autore:	Seema Puri, Majida Shaheen, Bhanvi Grover	**Titolo:**	Nutrition and cognitive health: A life course approach
di:	University of Delhi	**DOI:**	10.3389/fpubh.2023.1023907
Data:	2023 Mar 27	**Sito web:**	PubMed Central (PMC)
Editore:	Frontiers in Public Health		

[s7] - https://pmc.ncbi.nlm.nih.gov/articles/PMC7699472/

Autore:	Nicole Jacqueline Jensen, Helena Zander Wodschow, Malin Nilsson, Jø rgen Rungby	**Titolo:**	Effects of Ketone Bodies on Brain Metabolism and Function in Neurodegenerative Diseases
di:	Department of Endocrinology, Bispebjerg University Hospital; Copenhagen Center for Translational Research, Copenhagen University Hospital	**DOI:**	10.3390/ijms21228767
Data:	2020 Nov 20	**Sito web:**	PubMed Central (PMC)
Editore:	International Journal of Molecular Sciences		

[s8] -
https://www.nia.nih.gov/health/alzheimers-and-dementia/what-do-we-know-about-diet-and-prevention-alzheimers-disease

Titolo:	What Do We Know About Diet and Prevention of Alzheimer's Disease?	**di:**	National Institute on Aging (NIA)
Sito web:	National Institute on Aging		

[s9] - https://pmc.ncbi.nlm.nih.gov/articles/PMC4981537/

Autore:	Sarah E Cusick; Michael K Georgieff	**Titolo:**	The Role of Nutrition in Brain Development: The Golden Opportunity of the "First 1000 Days"
di:	University of Minnesota School of Medicine	**DOI:**	10.1016/j.jpeds.2016.05.013
Data:	2016 Jun 3	**Sito web:**	PubMed Central (PMC)
Editore:	The Journal of pediatrics		

[s10] - https://pmc.ncbi.nlm.nih.gov/articles/PMC3900881/

Autore:	Philipp Mergenthaler, Ute Lindauer, Gerald A Dienel, Andreas Meisel	**Titolo:**	Sugar for the brain: the role of glucose in physiological and pathological brain function
DOI:	10.1016/j.tins.2013.07.001	**Data:**	2013 Aug 20
Sito web:	PubMed Central (PMC)	**Editore:**	Trends in neurosciences

[s11] - https://pmc.ncbi.nlm.nih.gov/articles/PMC3946160/

Autore:	Valter D Longo, Mark P Mattson	**Titolo:**	Fasting: Molecular Mechanisms and Clinical Applications
di:	University of Southern California, National Institutes of Health, Johns Hopkins University School of Medicine	**DOI:**	10.1016/j.cmet.2013.12.008
Data:	2014 Jan 16	**Sito web:**	PubMed Central (PMC)
Editore:	Cell metabolism		

[s12] - https://www.ncbi.nlm.nih.gov/books/NBK591829/

Autore:	Open Resources for Nursing (Open RN), Kimberly Ernstmeyer, Elizabeth Christman	**Titolo:**	Chapter 14 Nutrition
di:	Chippewa Valley Technical College	**Data:**	2021
Sito web:	NCBI Bookshelf	**Editore:**	Chippewa Valley Technical College

[s13] - https://pmc.ncbi.nlm.nih.gov/articles/PMC2805706/

Autore:	Fernando Gómez-Pinilla	**Titolo:**	Brain foods: the effects of nutrients on brain function
di:	University of California at Los Angeles School of Medicine	**DOI:**	10.1038/nrn2421
Data:	2008 Jul	**Sito web:**	PubMed Central (PMC)
Editore:	Nature reviews. Neuroscience		

[s14] - https://pmc.ncbi.nlm.nih.gov/articles/PMC9710417/

Autore:	AYSHA KARIM KIANI, KRISTJANA DHULI, KEVIN DONATO, BARBARA AQUILANTI, VALERIA VELLUTI, GIUSEPPINA MATERA, AMERIGO IACONELLI, STEPHEN THADDEUS CONNELLY, FRANCESCO BELLINATO, PAOLO GISONDI, MATTEO BERTELLI	**Titolo:**	Main nutritional deficiencies
DOI:	10.15167/2421-4248/jpmh2022.63.2S3.2752	**Data:**	2022 Oct 17
Sito web:	PubMed Central (PMC)	**Editore:**	Journal of Preventive Medicine and Hygiene

[s15] - https://www.ncbi.nlm.nih.gov/books/NBK554545/

Autore:	Alyssa L. Morris, Shamim S. Mohiuddin	**Titolo:**	Biochemistry, Nutrients
di:	StatPearls Publishing	**Data:**	2023/05/01
Sito web:	NCBI Bookshelf	**Editore:**	StatPearls Publishing

[s16] - https://pmc.ncbi.nlm.nih.gov/articles/PMC2908954/

Autore:	Barry M Popkin, Kristen E D'Anci, Irwin H Rosenberg	**Titolo:**	Water, Hydration and Health
di:	University of North Carolina; Tufts University; Jean Mayer USDA Human Nutrition Research Center on Aging at Tufts University	**DOI:**	10.1111/j.1753-4887.2010.00304.x
Data:	2010 Aug	**Sito web:**	PubMed Central (PMC)
Editore:	Nutrition reviews		

[s17] - https://pmc.ncbi.nlm.nih.gov/articles/PMC9710417/

Autore:	AYSHA KARIM KIANI, KRISTJANA DHULI, KEVIN DONATO, BARBARA AQUILANTI, VALERIA VELLUTI, GIUSEPPINA MATERA, AMERIGO IACONELLI, STEPHEN THADDEUS CONNELLY, FRANCESCO BELLINATO, PAOLO GISONDI, MATTEO BERTELLI	**Titolo:**	Main nutritional deficiencies
di:	National Library of Medicine (NLM); National Institutes of Health (NIH)	**DOI:**	10.15167/2421-4248/jpmh2022.63.2S3.2752
Data:	2022 Oct 17	**Sito web:**	PMC (PubMed Central)
Editore:	Journal of Preventive Medicine and Hygiene		

[s18] - https://pmc.ncbi.nlm.nih.gov/articles/PMC4882692/

Autore:	Camilia R Martin, Pei-Ra Ling, George L Blackburn	**Titolo:**	Review of Infant Feeding: Key Features of Breast Milk and Infant Formula
di:	Beth Israel Deaconess Medical Center, Harvard Medical School, Feihe Nutrition Laboratory	**DOI:**	10.3390/nu8050279
Data:	2016 May 11	**Sito web:**	PubMed Central (PMC)
Editore:	Nutrients		

[s19] - https://www.ncbi.nlm.nih.gov/books/NBK591829/

Autore:	Open Resources for Nursing (Open RN), Kimberly Ernstmeyer, Elizabeth Christman	**Titolo:**	Chapter 14 Nutrition - Nursing Fundamentals
di:	Chippewa Valley Technical College	**Data:**	2021
Sito web:	NCBI Bookshelf	**Editore:**	Chippewa Valley Technical College

[s20] - https://pmc.ncbi.nlm.nih.gov/articles/PMC2805706/

Autore:	Fernando Gómez-Pinilla	**Titolo:**	Brain foods: the effects of nutrients on brain function
di:	University of California at Los Angeles School of Medicine	**DOI:**	10.1038/nrn2421
Data:	2008 Jul	**Sito web:**	PubMed Central (PMC)
Editore:	Nature reviews. Neuroscience		

[s21] - https://pmc.ncbi.nlm.nih.gov/articles/PMC4981537/

Autore:	Sarah E Cusick; Michael K Georgieff	**Titolo:**	The Role of Nutrition in Brain Development: The Golden Opportunity of the "First 1000 Days"
di:	University of Minnesota School of Medicine	**DOI:**	10.1016/j.jpeds.2016.05.013
Data:	2016 Jun 3	**Sito web:**	PubMed Central (PMC)
Editore:	The Journal of pediatrics		

[s22] - https://pmc.ncbi.nlm.nih.gov/articles/PMC10884323/

Autore:	Gia Merlo, Gabrielle Bachtel, Steven G Sugden	**Titolo:**	Gut microbiota, nutrition, and mental health
DOI:	10.3389/fnut.2024.1337889	**Data:**	2024 Feb 9
Sito web:	PubMed Central (PMC)	**Editore:**	Frontiers in Nutrition

[s23] - https://pmc.ncbi.nlm.nih.gov/articles/PMC9441951/

Autore:	Mateusz Grajek, Karolina Krupa-Kotara, Agnieszka Białek-Dratwa, Karolina Sobczyk, Martina Grot, Oskar Kowalski, Wiktoria Staśkiewicz	**Titolo:**	Nutrition and mental health: A review of current knowledge about the impact of diet on mental health
di:	Medical University of Silesia in Katowice	**DOI:**	10.3389/fnut.2022.943998
Data:	2022 Aug 22	**Sito web:**	PubMed Central (PMC)
Editore:	Frontiers in Nutrition		

[s24] - https://pmc.ncbi.nlm.nih.gov/articles/PMC9887050/

Autore:	Nurul Ashykin Zamri, Nurhafizah Ghani, Che Aishah Nazariah Ismail, Rahimah Zakaria, Nazlahshaniza Shafin	**Titolo:**	Honey on brain health: A promising brain booster
di:	Universiti Sains Malaysia	**DOI:**	10.3389/fnagi.2022.1092596
Data:	2023 Jan 17	**Sito web:**	PubMed Central (PMC)
Editore:	Frontiers in Aging Neuroscience		

[s25] - https://pmc.ncbi.nlm.nih.gov/articles/PMC9490697/

Autore:	Lasse Brandt, Shuyan Liu, Christine Heim, Andreas Heinz	**Titolo:**	The effects of social isolation stress and discrimination on mental health
di:	Charité – Universitätsmedizin Berlin	**DOI:**	10.1038/s41398-022-02178-4
Data:	2022 Sep 21	**Sito web:**	PubMed Central (PMC)
Editore:	Nature Publishing Group		

[s26] - https://pmc.ncbi.nlm.nih.gov/articles/PMC3907771/

Autore:	Myrte E Hamburg, Catrin Finkenauer, Carlo Schuengel	**Titolo:**	Food for love: the role of food offering in empathic emotion regulation
di:	VU University Amsterdam, Amsterdam, Netherlands	**DOI:**	10.3389/fpsyg.2014.00032
Data:	2014 Jan 31	**Sito web:**	PubMed Central (PMC)
Editore:	Frontiers in Psychology		

[s27] - https://pmc.ncbi.nlm.nih.gov/articles/PMC9640361/

Autore:	Akanksha Likhar, Manoj S Patil	**Titolo:**	Importance of Maternal Nutrition in the First 1,000 Days of Life and Its Effects on Child Development: A Narrative Review
di:	Jawaharlal Nehru Medical College, Datta Meghe Institute of Medical Sciences (DMIMS)	**DOI:**	10.7759/cureus.30083
Data:	2022 Oct 8	**Sito web:**	PubMed Central (PMC)
Editore:	Cureus		

[s28] - https://pmc.ncbi.nlm.nih.gov/articles/PMC10719542/

Autore:	Afsana Naaz, Komal N Muneshwar	**Titolo:**	How Maternal Nutritional and Mental Health Affects Child Health During Pregnancy: A Narrative Review
di:	Jawaharlal Nehru Medical College, Datta Meghe Institute of Higher Education and Research	**DOI:**	10.7759/cureus.48763
Data:	2023 Nov 13	**Sito web:**	PubMed Central (PMC)
Editore:	Cureus		

[s29] - https://pmc.ncbi.nlm.nih.gov/articles/PMC10631302/
Autore: Anushree Modak, Vaishnavi Ronghe, Kavita P Gomase
Titolo: The Psychological Benefits of Breastfeeding: Fostering Maternal Well-Being and Child Development
di: Datta Meghe Institute of Higher Education & Research
DOI: 10.7759/cureus.46730
Data: 2023 Oct 9
Sito web: PubMed Central (PMC)
Editore: Cureus

[s30] - https://pmc.ncbi.nlm.nih.gov/articles/PMC7322666/
Autore: Joseph Firth, James E Gangwisch, Alessandra Borsini, Robyn E Wootton, Emeran A Mayer
Titolo: Food and mood: how do diet and nutrition affect mental wellbeing?
DOI: 10.1136/bmj.m2382
Data: 2020 Jun 29
Sito web: PubMed Central (PMC)
Editore: The BMJ

[s31] - https://pmc.ncbi.nlm.nih.gov/articles/PMC9822089/
Autore: Amin Gasmi, Aniqa Nasreen, Alain Menzel, Asma Gasmi Benahmed, Lyudmila Pivina, Sàdaf Noor, Massimiliano Peana, Salvatore Chirumbolo, Geir Bjørklund
Titolo: Neurotransmitters Regulation and Food Intake: The Role of Dietary Sources in Neurotransmission
di: Société Francophone de Nutrithérapie et de Nutrigénétique Appliquée, King Edward Medical University, Laboratoires Réunis, Académie Internationale de Médecine Dentaire Intégrative, Semey Medical University, CONEM Kazakhstan Environmental Health and Safety Research Group, Bahauddin Zakariya University, University of Sassari, University of Verona, CONEM Scientific Secretary, Council for Nutritional and Environmental Medicine
DOI: 10.3390/molecules28010210
Data: 2022 Dec 26
Sito web: PubMed Central (PMC)
Editore: Molecules

[s32] - https://pmc.ncbi.nlm.nih.gov/articles/PMC5986471/
Autore: Matteo Briguglio, Bernardo Dell' Osso, Giancarlo Panzica, Antonio Malgaroli, Giuseppe Banfi, Carlotta Zanaboni Dina, Roberta Galentino, Mauro Porta
Titolo: Dietary Neurotransmitters: A Narrative Review on Current Knowledge
di: PMC (PubMed Central)
DOI: 10.3390/nu10050591
Data: 2018 May 13
Sito web: pmc.ncbi.nlm.nih.gov
Editore: Nutrients

[s33] - https://pmc.ncbi.nlm.nih.gov/articles/PMC2077351/
Autore: Simon N Young
Titolo: How to increase serotonin in the human brain without drugs
di: McGill University
Data: 2007 Nov
Sito web: PubMed Central (PMC)
Editore: Journal of Psychiatry & Neuroscience : JPN

[s34] - https://pmc.ncbi.nlm.nih.gov/articles/PMC7322666/
Autore: Joseph Firth, James E Gangwisch, Alessandra Borsini, Robyn E Wootton, Emeran A Mayer
Titolo: Food and mood: how do diet and nutrition affect mental wellbeing?
DOI: 10.1136/bmj.m2382
Data: 2020 Jun 29
Sito web: PubMed Central (PMC)
Editore: The BMJ

[s35] - https://pmc.ncbi.nlm.nih.gov/articles/PMC9441951/
Autore: Mateusz Grajek, Karolina Krupa-Kotara, Agnieszka Białek-Dratwa, Karolina Sobczyk, Martina Grot, Oskar Kowalski, Wiktoria Staśkiewicz
Titolo: Nutrition and mental health: A review of current knowledge about the impact of diet on mental health
di: Medical University of Silesia in Katowice
DOI: 10.3389/fnut.2022.943998
Data: 2022 Aug 22
Sito web: PubMed Central (PMC)
Editore: Frontiers in Nutrition

[s36] - https://pmc.ncbi.nlm.nih.gov/articles/PMC10255717/
Autore: Magdalena Zielińska, Edyta Łuszczki, Katarzyna Dereń
Titolo: Dietary Nutrient Deficiencies and Risk of Depression (Review Article 2018–2023)
di: University of Rzeszow
DOI: 10.3390/nu15112433
Data: 2023 May 23
Sito web: PubMed Central (PMC)
Editore: Nutrients

[s37] - https://pmc.ncbi.nlm.nih.gov/articles/PMC9441951/
Autore: Mateusz Grajek, Karolina Krupa-Kotara, Agnieszka Białek-Dratwa, Karolina Sobczyk, Martina Grot, Oskar Kowalski, Wiktoria Staśkiewicz
Titolo: Nutrition and mental health: A review of current knowledge about the impact of diet on mental health
di: Medical University of Silesia in Katowice
DOI: 10.3389/fnut.2022.943998
Data: 2022 Aug 22
Sito web: PubMed Central (PMC)
Editore: Frontiers in Nutrition

[s38] - https://pmc.ncbi.nlm.nih.gov/articles/PMC7322666/
Autore: Joseph Firth, James E Gangwisch, Alessandra Borsini, Robyn E Wootton, Emeran A Mayer
Titolo: Food and mood: how do diet and nutrition affect mental wellbeing?
DOI: 10.1136/bmj.m2382
Data: 2020 Jun 29
Sito web: PubMed Central (PMC)
Editore: The BMJ

[s39] - https://pmc.ncbi.nlm.nih.gov/articles/PMC9441951/
Autore: Mateusz Grajek, Karolina Krupa-Kotara, Agnieszka Białek-Dratwa, Karolina Sobczyk, Martina Grot, Oskar Kowalski, Wiktoria Staśkiewicz
Titolo: Nutrition and mental health: A review of current knowledge about the impact of diet on mental health
di: Medical University of Silesia in Katowice
DOI: 10.3389/fnut.2022.943998
Data: 2022 Aug 22
Sito web: PubMed Central (PMC)
Editore: Frontiers in Nutrition

[s40] - https://pmc.ncbi.nlm.nih.gov/articles/PMC10490081/

Autore:	Masoud Heidari, Yalda Khodadadi Jokar, Shirin Madani, Sharifeh Shahi, Mohammad Sharif Shahi, Mohammad Goli	**Titolo:**	Influence of Food Type on Human Psychological–Behavioral Responses and Crime Reduction
di:	Islamic Azad University	**DOI:**	10.3390/nu15173715
Data:	2023 Aug 25	**Sito web:**	PubMed Central (PMC)
Editore:	MDPI		

[s41] - https://pmc.ncbi.nlm.nih.gov/articles/PMC9729772/

Autore:	Wanying Tan, Lingjun Qi, Xiaoyu Hu, Zhenghuai Tan	**Titolo:**	Research progress in traditional Chinese medicine in the treatment of Alzheimer's disease and related dementias
di:	Hospital of Chengdu University of Traditional Chinese Medicine, Chengdu, China; Sichuan Academy of Traditional Chinese Medicine, Chengdu, China	**DOI:**	10.3389/fphar.2022.921794
Data:	2022 Nov 24	**Sito web:**	PubMed Central (PMC)
Editore:	Frontiers in Pharmacology		

[s42] - https://pmc.ncbi.nlm.nih.gov/articles/PMC9436272/

Autore:	Urooj Fatima, Sonam Roy, Shahnawaz Ahmad, Sabeeha Ali, Wafaa M Elkady, Ilyas Khan, Rana M Alsaffar, Mohd Adnan, Asimul Islam, Md Imtaiyaz Hassan	**Titolo:**	Pharmacological attributes of Bacopa monnieri extract: Current updates and clinical manifestation
DOI:	10.3389/fnut.2022.972379	**Data:**	2022 Aug 18
Sito web:	PubMed Central (PMC)	**Editore:**	Frontiers in Nutrition

[s43] - https://pmc.ncbi.nlm.nih.gov/articles/PMC10255717/

Autore:	Magdalena Zielińska, Edyta Łuszczki, Katarzyna Dereń	**Titolo:**	Dietary Nutrient Deficiencies and Risk of Depression (Review Article 2018–2023)
di:	University of Rzeszow	**DOI:**	10.3390/nu15112433
Data:	2023 May 23	**Sito web:**	PubMed Central (PMC)
Editore:	Nutrients		

[s44] - https://pmc.ncbi.nlm.nih.gov/articles/PMC6148064/

Autore:	Rammohan V Rao	**Titolo:**	Ayurveda and the science of aging
DOI:	10.1016/j.jaim.2017.10.002	**Data:**	2017 Dec 21
Sito web:	PubMed Central (PMC)	**Editore:**	Journal of Ayurveda and Integrative Medicine

[s45] - https://pmc.ncbi.nlm.nih.gov/articles/PMC6170050/

Autore:	Laura Lachance, Drew Ramsey	**Titolo:**	Food, Mood, and Brain Health: Implications for the Modern Clinician
di:	University of Toronto, Columbia University College of Physicians and Surgeons	**Data:**	2015 Mar-Apr
Sito web:	PubMed Central (PMC)	**Editore:**	Missouri Medicine

[s46] - https://pmc.ncbi.nlm.nih.gov/articles/PMC10490081/

Autore:	Masoud Heidari, Yalda Khodadadi Jokar, Shirin Madani, Sharifeh Shahi, Mohammad Sharif Shahi, Mohammad Goli	**Titolo:**	Influence of Food Type on Human Psychological–Behavioral Responses and Crime Reduction
di:	Islamic Azad University	**DOI:**	10.3390/nu15173715
Data:	2023 Aug 25	**Sito web:**	PubMed Central (PMC)
Editore:	MDPI		

[s47] - https://pmc.ncbi.nlm.nih.gov/articles/PMC7322666/

Autore:	Joseph Firth, James E Gangwisch, Alessandra Borsini, Robyn E Wootton, Emeran A Mayer	**Titolo:**	Food and mood: how do diet and nutrition affect mental wellbeing?
DOI:	10.1136/bmj.m2382	**Data:**	2020 Jun 29
Sito web:	PubMed Central (PMC)	**Editore:**	The BMJ

[s48] - https://www.ncbi.nlm.nih.gov/pmc/articles/PMC9268504/

Autore:	Annabel S Mueller-Stierlin, Sebastian Cornet, Anna Peisser, Selina Jaeckle, Jutta Lehle, Sabrina Moerkl, Scott B Teasdale	**Titolo:**	Implications of Dietary Intake and Eating Behaviors for People with Serious Mental Illness: A Qualitative Study
di:	Ulm University, Medical University of Graz, University of New South Wales (UNSW) Sydney, Mindgardens Neuroscience Network	**DOI:**	10.3390/nu14132616
Data:	2022 Jun 24	**Sito web:**	PubMed Central (PMC)
Editore:	Nutrients		

[s49] - https://pmc.ncbi.nlm.nih.gov/articles/PMC7213601/

Autore:	Annelise Madison, Janice K Kiecolt-Glaser	**Titolo:**	Stress, depression, diet, and the gut microbiota: human–bacteria interactions at the core of psychoneuroimmunology and nutrition
di:	The Ohio State University College of Medicine, The Ohio State University, Department of Psychiatry and Behavioral Health	**DOI:**	10.1016/j.cobeha.2019.01.011
Data:	2019 Mar 25	**Sito web:**	PubMed Central (PMC)
Editore:	Current opinion in behavioral sciences		

[s50] - https://pmc.ncbi.nlm.nih.gov/articles/PMC10719542/

Autore:	Afsana Naaz, Komal N Muneshwar	**Titolo:**	How Maternal Nutritional and Mental Health Affects Child Health During Pregnancy: A Narrative Review
di:	Jawaharlal Nehru Medical College, Datta Meghe Institute of Higher Education and Research	**DOI:**	10.7759/cureus.48763
Data:	2023 Nov 13	**Sito web:**	PubMed Central (PMC)
Editore:	Cureus		

[s51] - https://pmc.ncbi.nlm.nih.gov/articles/PMC2805706/

Autore:	Fernando Gómez-Pinilla	**Titolo:**	Brain foods: the effects of nutrients on brain function
di:	University of California at Los Angeles School of Medicine	**DOI:**	10.1038/nrn2421
Data:	2008 Jul	**Sito web:**	PubMed Central (PMC)
Editore:	Nature reviews. Neuroscience		

[s52] - https://pmc.ncbi.nlm.nih.gov/articles/PMC7019700/

Autore:	Anne-Laure Tardy, Etienne Pouteau, Daniel Marquez, Cansu Yilmaz, Andrew Scholey	**Titolo:**	Vitamins and Minerals for Energy, Fatigue and Cognition: A Narrative Review of the Biochemical and Clinical Evidence
di:	Sanofi Consumer Healthcare; Centre for Human Psychopharmacology, Swinburne University	**DOI:**	10.3390/nu12010228
Data:	2020 Jan 16	**Sito web:**	PubMed Central (PMC)
Editore:	Nutrients		

[s53] - https://pmc.ncbi.nlm.nih.gov/articles/PMC8839299/

Autore:	Marina Roberts, Terezie Tolar-Peterson, Abby Reynolds, Caitlin Wall, Nicole Reeder, Gina Rico Mendez	**Titolo:**	The Effects of Nutritional Interventions on the Cognitive Development of Preschool-Age Children: A Systematic Review
di:	Mississippi State University; Social Science Research Center, Mississippi State University	**DOI:**	10.3390/nu14030532
Data:	2022 Jan 26	**Sito web:**	PubMed Central (PMC)
Editore:	Nutrients		

[s54] - https://pmc.ncbi.nlm.nih.gov/articles/PMC7322666/

Autore:	Joseph Firth, James E Gangwisch, Alessandra Borsini, Robyn E Wootton, Emeran A Mayer	**Titolo:**	Food and mood: how do diet and nutrition affect mental wellbeing?
DOI:	10.1136/bmj.m2382	**Data:**	2020 Jun 29
Sito web:	PubMed Central (PMC)	**Editore:**	The BMJ

[s55] - https://pmc.ncbi.nlm.nih.gov/articles/PMC10083484/

Autore:	Seema Puri, Majida Shaheen, Bhanvi Grover	**Titolo:**	Nutrition and cognitive health: A life course approach
di:	Department of Food and Nutrition, Institute of Home Economics, University of Delhi, New Delhi, India	**DOI:**	10.3389/fpubh.2023.1023907
Data:	2023 Mar 27	**Sito web:**	PubMed Central (PMC)
Editore:	Frontiers in Public Health		

[s56] - https://pmc.ncbi.nlm.nih.gov/articles/PMC7037721/

Autore:	Sehrish Naveed, Timo Lakka, Eero A Haapala	**Titolo:**	An Overview on the Associations between Health Behaviors and Brain Health in Children and Adolescents with Special Reference to Diet Quality
di:	University of Eastern Finland; Kuopio University Hospital; Kuopio Research Institute of Exercise Medicine; University of Jyväskylä	**DOI:**	10.3390/ijerph17030953
Data:	2020 Feb 4	**Sito web:**	PubMed Central (PMC)
Editore:	MDPI		

[s57] - https://pmc.ncbi.nlm.nih.gov/articles/PMC10490081/

Autore:	Masoud Heidari, Yalda Khodadadi Jokar, Shirin Madani, Sharifeh Shahi, Mohammad Sharif Shahi, Mohammad Goli	**Titolo:**	Influence of Food Type on Human Psychological–Behavioral Responses and Crime Reduction
di:	Islamic Azad University	**DOI:**	10.3390/nu15173715
Data:	2023 Aug 25	**Sito web:**	PubMed Central (PMC)
Editore:	MDPI		

[s58] - https://pmc.ncbi.nlm.nih.gov/articles/PMC2805706/

Autore:	Fernando Gómez-Pinilla	**Titolo:**	Brain foods: the effects of nutrients on brain function
di:	University of California at Los Angeles School of Medicine	**DOI:**	10.1038/nrn2421
Data:	2008 Jul	**Sito web:**	PubMed Central (PMC)
Editore:	Nature reviews. Neuroscience		

[s59] - https://pmc.ncbi.nlm.nih.gov/articles/PMC8470960/

Autore:	Jip Gudden, Alejandro Arias Vasquez, Mirjam Bloemendaal	**Titolo:**	The Effects of Intermittent Fasting on Brain and Cognitive Function
di:	Radboud University Medical Center	**DOI:**	10.3390/nu13093166
Data:	2021 Sep 10	**Sito web:**	PubMed Central (PMC)
Editore:	Nutrients		

[s60] - https://pmc.ncbi.nlm.nih.gov/articles/PMC10490081/

Autore:	Masoud Heidari, Yalda Khodadadi Jokar, Shirin Madani, Sharifeh Shahi, Mohammad Sharif Shahi, Mohammad Goli	**Titolo:**	Influence of Food Type on Human Psychological–Behavioral Responses and Crime Reduction
di:	Islamic Azad University	**DOI:**	10.3390/nu15173715
Data:	2023 Aug 25	**Sito web:**	PubMed Central (PMC)
Editore:	MDPI		

[s61] - https://pmc.ncbi.nlm.nih.gov/articles/PMC5934999/

Autore:	Laura Mandolesi, Arianna Polverino, Simone Montuori, Francesca Foti, Giampaolo Ferraioli, Pierpaolo Sorrentino, Giuseppe Sorrentino	**Titolo:**	Effects of Physical Exercise on Cognitive Functioning and Wellbeing: Biological and Psychological Benefits
DOI:	10.3389/fpsyg.2018.00509	**Data:**	2018 Apr 27
Sito web:	PubMed Central (PMC)	**Editore:**	Frontiers in Psychology

[s62] - https://www.nia.nih.gov/health/brain-health/cognitive-health-and-older-adults

Titolo:	Cognitive Health and Older Adults	**di:**	National Institute on Aging (NIA)
Sito web:	National Institute on Aging	**Editore:**	National Institute of Health

[s63] - https://www.nia.nih.gov/health/healthy-aging/what-do-we-know-about-healthy-aging

Titolo:	What Do We Know About Healthy Aging?	**di:**	National Institute on Aging
Sito web:	National Institute on Aging		

[s64] - https://www.nia.nih.gov/health/alzheimers-and-dementia/what-do-we-know-about-diet-and-prevention-alzheimers-disease

Titolo:	What Do We Know About Diet and Prevention of Alzheimer's Disease?	**di:**	National Institute on Aging (NIA)
Sito web:	National Institute on Aging		

[s65] - https://pmc.ncbi.nlm.nih.gov/articles/PMC9641984/

Autore:	Ibrahim M Dighriri, Abdalaziz M Alsubaie, Fatimah M Hakami, Dalal M Hamithi, Maryam M Alshekh, Fatimah A Khobrani, Fatimah E Dalak, Alanoud A Hakami, Efham H Alsueaadi, Laila S Alsaawi, Saad F Alshammari, Abdullah S Alqahtani, Ibrahim A Alawi, Amal A Aljuaid, Mohammed Q Tawhari	**Titolo:**	Effects of Omega-3 Polyunsaturated Fatty Acids on Brain Functions: A Systematic Review
DOI:	10.7759/cureus.30091	**Data:**	2022 Oct 9
Sito web:	PubMed Central (PMC)	**Editore:**	Cureus

[s66] - https://pmc.ncbi.nlm.nih.gov/articles/PMC2805706/

Autore:	Fernando Gómez-Pinilla	**Titolo:**	Brain foods: the effects of nutrients on brain function
di:	University of California at Los Angeles School of Medicine	**DOI:**	10.1038/nrn2421
Data:	2008 Jul	**Sito web:**	PubMed Central (PMC)
Editore:	Nature reviews. Neuroscience		

[s67] - https://pmc.ncbi.nlm.nih.gov/articles/PMC6093191/

Autore:	Konstantinos I Avgerinos, Nikolaos Spyrou, Konstantinos I Bougioukas, Dimitrios Kapogiannis	**Titolo:**	Effects of creatine supplementation on cognitive function of healthy individuals: A systematic review of randomized controlled trials
di:	National Center for Biotechnology Information (NCBI)	**DOI:**	10.1016/j.exger.2018.04.013
Data:	2018 Apr 25	**Sito web:**	PubMed Central (PMC)
Editore:	Experimental gerontology		

[s68] - https://pmc.ncbi.nlm.nih.gov/articles/PMC2805706/

Autore:	Fernando Gómez-Pinilla	**Titolo:**	Brain foods: the effects of nutrients on brain function
di:	University of California at Los Angeles School of Medicine	**DOI:**	10.1038/nrn2421
Data:	2008 Jul	**Sito web:**	PubMed Central (PMC)
Editore:	Nature reviews. Neuroscience		

[s69] - https://pmc.ncbi.nlm.nih.gov/articles/PMC10083484/

Autore:	Seema Puri, Majida Shaheen, Bhanvi Grover	**Titolo:**	Nutrition and cognitive health: A life course approach
di:	Department of Food and Nutrition, Institute of Home Economics, University of Delhi, New Delhi, India	**DOI:**	10.3389/fpubh.2023.1023907
Data:	2023 Mar 27	**Sito web:**	PubMed Central (PMC)
Editore:	Frontiers in Public Health		

[s70] - https://pmc.ncbi.nlm.nih.gov/articles/PMC5934999/

Autore:	Laura Mandolesi, Arianna Polverino, Simone Montuori, Francesca Foti, Giampaolo Ferraioli, Pierpaolo Sorrentino, Giuseppe Sorrentino	**Titolo:**	Effects of Physical Exercise on Cognitive Functioning and Wellbeing: Biological and Psychological Benefits
di:	National Center for Biotechnology Information (NCBI)	**DOI:**	10.3389/fpsyg.2018.00509
Data:	2018 Apr 27	**Sito web:**	PubMed Central (PMC)
Editore:	Frontiers in Psychology		

[s71] - https://pmc.ncbi.nlm.nih.gov/articles/PMC7828103/

Autore:	Kathrin Cohen Kadosh, Leilani Muhardi, Panam Parikh, Melissa Basso, Hamid Jan Jan Mohamed, Titis Prawitasari, Folake Samuel, Guansheng Ma, Jan M W Geurts	**Titolo:**	Nutritional Support of Neurodevelopment and Cognitive Function in Infants and Young Children—An Update and Novel Insights
DOI:	10.3390/nu13010199	**Data:**	2021 Jan 10
Sito web:	PubMed Central (PMC)	**Editore:**	MDPI

[s72] - https://pmc.ncbi.nlm.nih.gov/articles/PMC2805706/

Autore:	Fernando Gómez-Pinilla	**Titolo:**	Brain foods: the effects of nutrients on brain function
di:	University of California at Los Angeles School of Medicine	**DOI:**	10.1038/nrn2421
Data:	2008 Jul	**Sito web:**	PubMed Central (PMC)
Editore:	Nature reviews. Neuroscience		

[s73] - https://pmc.ncbi.nlm.nih.gov/articles/PMC2805706/

Autore:	Fernando Gómez-Pinilla	**Titolo:**	Brain foods: the effects of nutrients on brain function
di:	University of California at Los Angeles School of Medicine	**DOI:**	10.1038/nrn2421
Data:	2008 Jul	**Sito web:**	PubMed Central (PMC)
Editore:	Nature reviews. Neuroscience		

[s74] - https://pmc.ncbi.nlm.nih.gov/articles/PMC8470960/

Autore:	Jip Gudden, Alejandro Arias Vasquez, Mirjam Bloemendaal	**Titolo:**	The Effects of Intermittent Fasting on Brain and Cognitive Function
di:	Radboud University Medical Center	**DOI:**	10.3390/nu13093166
Data:	2021 Sep 10	**Sito web:**	PubMed Central (PMC)
Editore:	Nutrients		

[s75] - https://pmc.ncbi.nlm.nih.gov/articles/PMC11047508/

Autore:	Asma Ayaz, Wajid Zaman, Zsolt Radá k, Yaodong Gu	**Titolo:**	Harmony in Motion: Unraveling the Nexus of Sports, Plant-Based Nutrition, and Antioxidants for Peak Performance
DOI:	10.3390/antiox13040437	**Data:**	2024 Apr 4
Sito web:	PubMed Central (PMC)		

[s76] - https://pmc.ncbi.nlm.nih.gov/articles/PMC6170050/

Autore:	Laura Lachance, Drew Ramsey	**Titolo:**	Food, Mood, and Brain Health: Implications for the Modern Clinician
di:	University of Toronto, Columbia University College of Physicians and Surgeons	**Data:**	2015 Mar-Apr
Sito web:	PubMed Central (PMC)	**Editore:**	Missouri Medicine

[s77] - https://pubmed.ncbi.nlm.nih.gov/31963141/

Autore:	Tardy AL;Pouteau E;Marquez D; Yilmaz C;Scholey A	**Titolo:**	Vitamins and Minerals for Energy, Fatigue and Cognition: A Narrative Review of the Biochemical and Clinical Evidence
DOI:	10.3390/nu12010228	**Data:**	01/16/2020
Sito web:	PubMed	**Editore:**	Nutrients

[s78] - https://pmc.ncbi.nlm.nih.gov/articles/PMC8125471/

Autore:	Marcia P Jimenez, Nicole V DeVille, Elise G Elliott, Jessica E Schiff, Grete E Wilt, Jaime E Hart, Peter James	**Titolo:**	Associations between Nature Exposure and Health: A Review of the Evidence
DOI:	10.3390/ijerph18094790	**Data:**	2021 Apr 30
Sito web:	PubMed Central (PMC)	**Editore:**	International Journal of Environmental Research and Public Health

[s79] - https://pmc.ncbi.nlm.nih.gov/articles/PMC10460155/

Autore:	Kaveena Kunasegaran, Ahamed Miflah Hussain Ismail, Shamala Ramasamy, Justin Vijay Gnanou, Brinnell Annette Caszo, Po Ling Chen	**Titolo:**	Understanding mental fatigue and its detection: a comparative analysis of assessments and tools
DOI:	10.7717/peerj.15744	**Data:**	2023 Aug 23
Sito web:	PubMed Central (PMC)	**Editore:**	PeerJ

[s80] - https://pmc.ncbi.nlm.nih.gov/articles/PMC5485368/

Autore:	Cristy Phillips	**Titolo:**	Lifestyle Modulators of Neuroplasticity: How Physical Activity, Mental Engagement, and Diet Promote Cognitive Health during Aging
di:	National Library of Medicine (NLM); National Institutes of Health (NIH); Department of Health and Human Services (HHS)	**DOI:**	10.1155/2017/3589271
Data:	2017 Jun 12	**Sito web:**	PubMed Central (PMC)
Editore:	Neural Plasticity		

[s81] - https://pmc.ncbi.nlm.nih.gov/articles/PMC4960264/

Autore:	Joyce Shaffer	**Titolo:**	Neuroplasticity and Clinical Practice: Building Brain Power for Health
di:	University of Washington	**DOI:**	10.3389/fpsyg.2016.01118
Data:	2016 Jul 26	**Sito web:**	PubMed Central (PMC)
Editore:	Frontiers in Psychology		

[s82] - https://pmc.ncbi.nlm.nih.gov/articles/PMC9016560/

Autore:	Anna James, Blake Lawrence, Moira O'Connor	**Titolo:**	Healthy Eating as a New Way of Life: A Qualitative Study of Successful Long-Term Diet Change
di:	Curtin University	**DOI:**	10.1177/00469580221090397
Data:	2022 Apr 13	**Sito web:**	PubMed Central (PMC)

[s83] - https://pmc.ncbi.nlm.nih.gov/articles/PMC7071223/

Autore:	Hellas Cena, Philip C Calder	**Titolo:**	Defining a Healthy Diet: Evidence for the Role of Contemporary Dietary Patterns in Health and Disease
di:	University of Pavia, ICS Maugeri IRCCS, University of Southampton, NIHR Southampton Biomedical Research Centre	**DOI:**	10.3390/nu12020334
Data:	2020 Jan 27	**Sito web:**	PubMed Central (PMC)
Editore:	Nutrients		

[s84] - https://pmc.ncbi.nlm.nih.gov/articles/PMC10083484/

Autore:	Seema Puri, Majida Shaheen, Bhanvi Grover	**Titolo:**	Nutrition and cognitive health: A life course approach
di:	University of Delhi	**DOI:**	10.3389/fpubh.2023.1023907
Data:	2023 Mar 27	**Sito web:**	PubMed Central (PMC)
Editore:	Frontiers in Public Health		

[s85] - https://pmc.ncbi.nlm.nih.gov/articles/PMC6537457/

Autore:	Anel Schoonees, Martani J Lombard, Alfred Musekiwa, Etienne Nel, Jimmy Volmink	**Titolo:**	Ready-to-use therapeutic food (RUTF) for home-based nutritional rehabilitation of severe acute malnutrition in children from six months to five years of age
di:	Stellenbosch University, North-West University	**DOI:**	10.1002/14651858.CD009000.pub3
Data:	2019 May 15	**Sito web:**	PubMed Central (PMC)
Editore:	The Cochrane Database of Systematic Reviews		

[s86] - https://pmc.ncbi.nlm.nih.gov/articles/PMC6378489/

Autore:	Katherine R Arlinghaus	**Titolo:**	The Importance of Creating Habits and Routine
di:	University of Houston	**DOI:**	10.1177/1559827618818044
Data:	2018 Dec 29	**Sito web:**	PubMed Central (PMC)
Editore:	American Journal of Lifestyle Medicine		

[s87] - https://pmc.ncbi.nlm.nih.gov/articles/PMC8313625/

Autore:	Sharon Fruh, Susan Williams, Katey Hayes, Caitlyn Hauff, Geoffrey M Hudson, Scott Sittig, Rebecca J Graves, Heather Hall, Jennifer Barinas	**Titolo:**	A practical approach to obesity prevention: Healthy home habits
di:	University of South Alabama	**DOI:**	10.1097/JXX.0000000000000556
Data:	2021 Jan 27	**Sito web:**	PubMed Central (PMC)
Editore:	Journal of the American Association of Nurse Practitioners		

[s88] - https://pmc.ncbi.nlm.nih.gov/articles/PMC7213043/

Autore:	Emily N C Manoogian, Amandine Chaix, Satchidananda Panda	**Titolo:**	When to Eat: The Importance of Eating Patterns in Health and Disease
di:	Salk Institute for Biological Studies	**DOI:**	10.1177/0748730419892105
Data:	2019 Dec 8	**Sito web:**	PubMed Central (PMC)
Editore:	Journal of biological rhythms		

[s89] - https://pmc.ncbi.nlm.nih.gov/articles/PMC10083484/

Autore:	Seema Puri, Majida Shaheen, Bhanvi Grover	**Titolo:**	Nutrition and cognitive health: A life course approach
di:	University of Delhi	**DOI:**	10.3389/fpubh.2023.1023907
Data:	2023 Mar 27	**Sito web:**	PubMed Central (PMC)
Editore:	Frontiers in Public Health		

[s90] - https://pmc.ncbi.nlm.nih.gov/articles/PMC10146651/

Autore:	Pilar Codoñer-Franch, Marie Gombert, José Martínez-Raga, María Carmen Cenit	**Titolo:**	Circadian Disruption and Mental Health: The Chronotherapeutic Potential of Microbiome-Based and Dietary Strategies
di:	National Center for Biotechnology Information (NCBI)	**DOI:**	10.3390/ijms24087579
Data:	2023 Apr 20	**Sito web:**	PubMed Central (PMC)
Editore:	International Journal of Molecular Sciences		

[s91] - https://pmc.ncbi.nlm.nih.gov/articles/PMC8470960/

Autore:	Jip Gudden, Alejandro Arias Vasquez, Mirjam Bloemendaal	**Titolo:**	The Effects of Intermittent Fasting on Brain and Cognitive Function
di:	Radboud University Medical Center	**DOI:**	10.3390/nu13093166
Data:	2021 Sep 10	**Sito web:**	PubMed Central (PMC)
Editore:	Nutrients		

[s92] - https://pmc.ncbi.nlm.nih.gov/articles/PMC8992377/

Autore:	Robert G Lewis, Ermanno Florio, Daniela Punzo, Emiliana Borrelli	**Titolo:**	The Brain's Reward System in Health and Disease
di:	School of Medicine, Department of Microbiology and Molecular Genetics, INSERMU1233, Center for Epigenetics and Metabolism, University of California - Irvine, Irvine, CA, USA	**DOI:**	10.1007/978-3-030-81147-1_4
Data:	2021	**Sito web:**	PubMed Central (PMC)

[s93] - https://www.niddk.nih.gov/health-information/weight-management/take-charge-health-guide-teenagers

Titolo:	Take Charge of Your Health: A Guide for Teenagers - NIDDK	**di:**	National Institute of Diabetes and Digestive and Kidney Diseases (NIDDK)
Data:	2024-12-13	**Sito web:**	NIDDK
Editore:	NIDDK - National Institute of Diabetes and Digestive and Kidney Diseases		

[s94] - https://pmc.ncbi.nlm.nih.gov/articles/PMC4288276/

Autore:	Roberta L Duyff, Leann L Birch, Carol Byrd-Bredbenner, Susan L Johnson, Richard D Mattes, Mary M Murphy, Theresa A Nicklas, Brandi Y Rollins, Brian Wansink	**Titolo:**	Candy Consumption Patterns, Effects on Health, and Behavioral Strategies to Promote Moderation: Summary Report of a Roundtable Discussion
di:	Duyff Associates, University of Georgia, Rutgers University, University of Colorado, Purdue University, Exponent, Inc., Baylor College of Medicine, Pennsylvania State University, Cornell University	**DOI:**	10.3945/an.114.007302
Data:	2015 Jan 7	**Sito web:**	PubMed Central (PMC)
Editore:	Advances in Nutrition		

[s95] - https://pmc.ncbi.nlm.nih.gov/articles/PMC7019743/

Autore:	Dominika Głąbska, Dominika Guzek, Barbara Groele, Krystyna Gutkowska	**Titolo:**	Fruit and Vegetable Intake and Mental Health in Adults: A Systematic Review
di:	Warsaw University of Life Sciences (SGGW-WULS)	**DOI:**	10.3390/nu12010115
Data:	2020 Jan 1	**Sito web:**	PubMed Central (PMC)
Editore:	Nutrients		

[s96] - https://pmc.ncbi.nlm.nih.gov/articles/PMC7071223/

Autore:	Hellas Cena, Philip C Calder	**Titolo:**	Defining a Healthy Diet: Evidence for the Role of Contemporary Dietary Patterns in Health and Disease
di:	University of Pavia, ICS Maugeri IRCCS, University of Southampton, NIHR Southampton Biomedical Research Centre	**DOI:**	10.3390/nu12020334
Data:	2020 Jan 27	**Sito web:**	PubMed Central (PMC)
Editore:	Nutrients		

[s97] - https://pmc.ncbi.nlm.nih.gov/articles/PMC7071223/

Autore:	Hellas Cena, Philip C Calder	**Titolo:**	Defining a Healthy Diet: Evidence for the Role of Contemporary Dietary Patterns in Health and Disease
di:	University of Pavia, University of Southampton	**DOI:**	10.3390/nu12020334
Data:	2020 Jan 27	**Sito web:**	PubMed Central (PMC)
Editore:	Nutrients		

[s98] - https://pmc.ncbi.nlm.nih.gov/articles/PMC2805706/

Autore:	Fernando Gómez-Pinilla	**Titolo:**	Brain foods: the effects of nutrients on brain function
di:	University of California at Los Angeles School of Medicine	**DOI:**	10.1038/nrn2421
Data:	2008 Jul	**Sito web:**	PubMed Central (PMC)
Editore:	Nature reviews. Neuroscience		

[s99] - https://pmc.ncbi.nlm.nih.gov/articles/PMC10884323/

Autore:	Gia Merlo, Gabrielle Bachtel, Steven G Sugden	**Titolo:**	Gut microbiota, nutrition, and mental health
DOI:	10.3389/fnut.2024.1337889	**Data:**	2024 Feb 9
Sito web:	PubMed Central (PMC)	**Editore:**	Frontiers in Nutrition

[s100] - https://pmc.ncbi.nlm.nih.gov/articles/PMC2805706/

Autore:	Fernando Gómez-Pinilla	**Titolo:**	Brain foods: the effects of nutrients on brain function
di:	University of California at Los Angeles School of Medicine	**DOI:**	10.1038/nrn2421
Data:	2008 Jul	**Sito web:**	PubMed Central (PMC)
Editore:	Nature reviews. Neuroscience		

[s101] - https://pmc.ncbi.nlm.nih.gov/articles/PMC6125010/

Autore:	Jessica Martino, Jennifer Pegg, Elizabeth Pegg Frates	**Titolo:**	The Connection Prescription: Using the Power of Social Interactions and the Deep Desire for Connectedness to Empower Health and Wellness
DOI:	10.1177/1559827615608788	**Data:**	2015 Oct 7
Sito web:	PubMed Central (PMC)	**Editore:**	American Journal of Lifestyle Medicine

[s102] - https://pmc.ncbi.nlm.nih.gov/articles/PMC7457021/

Autore:	Agnieszka Bożek, Paweł F Nowak, Mateusz Blukacz	**Titolo:**	The Relationship Between Spirituality, Health-Related Behavior, and Psychological Well-Being
DOI:	10.3389/fpsyg.2020.01997	**Data:**	2020 Aug 14
Sito web:	PubMed Central (PMC)	**Editore:**	Frontiers in Psychology

[s103] - https://pmc.ncbi.nlm.nih.gov/articles/PMC10911315/

Autore:	Shiv Gautam, Akhilesh Jain, Jigneshchandra Chaudhary, Manaswi Gautam, Manisha Gaur, Sandeep Grover	**Titolo:**	Concept of mental health and mental well-being, it's determinants and coping strategies
DOI:	10.4103/indianjpsychiatry.indianjpsychiatry_707_23	**Data:**	2024 Jan 24
Sito web:	PubMed Central (PMC)	**Editore:**	Indian Journal of Psychiatry

[s104] - https://pmc.ncbi.nlm.nih.gov/articles/PMC5765853/

Autore:	Clancy Blair, C Cybele Raver	**Titolo:**	Poverty, Stress, and Brain Development: New Directions for Prevention and Intervention
DOI:	10.1016/j.acap.2016.01.010	**Data:**	2016 Apr
Sito web:	PubMed Central (PMC)	**Editore:**	Academic pediatrics

[s105] - https://pmc.ncbi.nlm.nih.gov/articles/PMC4975085/

Autore:	Dominika Kwasnicka, Stephan U Dombrowski, Martin White, Falko Sniehotta	**Titolo:**	Theoretical explanations for maintenance of behaviour change: a systematic review of behaviour theories
DOI:	10.1080/17437199.2016.1151372	**Data:**	2016 Mar 7
Sito web:	PubMed Central (PMC)	**Editore:**	Taylor & Francis

[s106] - https://pmc.ncbi.nlm.nih.gov/articles/PMC5934999/

Autore:	Laura Mandolesi, Arianna Polverino, Simone Montuori, Francesca Foti, Giampaolo Ferraioli, Pierpaolo Sorrentino, Giuseppe Sorrentino	**Titolo:**	Effects of Physical Exercise on Cognitive Functioning and Wellbeing: Biological and Psychological Benefits
di:	PubMed Central (PMC)	**DOI:**	10.3389/fpsyg.2018.00509
Data:	2018 Apr 27	**Sito web:**	PMC
Editore:	Frontiers in Psychology		

[s107] - https://pmc.ncbi.nlm.nih.gov/articles/PMC10453506/

Autore:	Marcella Di Cara, Chiara Rizzo, Francesco Corallo, Davide Cardile, Rocco Salvatore Calabrò, Angelo Quartarone, Martina Buda, Francesca Cucinotta	**Titolo:**	Avoidant Restrictive Food Intake Disorder: A Narrative Review of Types and Characteristics of Therapeutic Interventions
di:	IRCCS Centro Neurolesi Bonino-Pulejo	**DOI:**	10.3390/children10081297
Data:	2023 Jul 28	**Sito web:**	PubMed Central (PMC)
Editore:	Children		

[s108] - https://pmc.ncbi.nlm.nih.gov/articles/PMC6367881/

Autore:	James M Rippe	**Titolo:**	Lifestyle Medicine: The Health Promoting Power of Daily Habits and Practices
di:	Rippe Lifestyle Institute, Shrewsbury, Massachusetts	**DOI:**	10.1177/1559827618785554
Data:	2018 Jul 20	**Sito web:**	PubMed Central (PMC)
Editore:	American Journal of Lifestyle Medicine		

[s109] - https://pmc.ncbi.nlm.nih.gov/articles/PMC3583891/

Autore:	Silke K Schagen, Vasiliki A Zampeli, Evgenia Makrantonaki, Christos C Zouboulis	**Titolo:**	Discovering the link between nutrition and skin aging
di:	National Center for Biotechnology Information (NCBI)	**DOI:**	10.4161/derm.22876
Data:	2012 Jul 1	**Sito web:**	PubMed Central (PMC)
Editore:	Dermato-endocrinology		

[s110] - https://pmc.ncbi.nlm.nih.gov/articles/PMC10547923/

Autore:	Jin Feng, Youle Zheng, Mingyue Guo, Irma Ares, Marta Martínez, Bernardo Lopez-Torres, María-Rosa Martínez-Larrañaga, Xu Wang, Arturo Anadón, María-Aránzazu Martínez	**Titolo:**	Oxidative stress, the blood–brain barrier and neurodegenerative diseases: The critical beneficial role of dietary antioxidants
DOI:	10.1016/j.apsb.2023.07.010	**Data:**	2023 Jul 16
Sito web:	PubMed Central (PMC)	**Editore:**	Acta Pharmaceutica Sinica. B

[s111] - https://pmc.ncbi.nlm.nih.gov/articles/PMC5619257/

Autore: Ai-Ling Lin, Ishita Parikh, Jared D Hoffman, David Ma
Titolo: Neuroimaging Biomarkers of Caloric Restriction on Brain Metabolic and Vascular Functions
di: University of Kentucky
DOI: 10.1007/s13668-017-0187-9
Data: 2017 Mar
Sito web: PubMed Central (PMC)
Editore: Current nutrition reports

[s112] - https://pmc.ncbi.nlm.nih.gov/articles/PMC5908316/

Autore: Carolina Simioni, Giorgio Zauli, Alberto M Martelli, Marco Vitale, Gianni Sacchetti, Arianna Gonelli, Luca M Neri
Titolo: Oxidative stress: role of physical exercise and antioxidant nutraceuticals in adulthood and aging
di: University of Ferrara, University of Bologna, University of Parma
DOI: 10.18632/oncotarget.24729
Data: 2018 Mar 30
Sito web: PubMed Central (PMC)
Editore: Oncotarget

[s113] - https://pmc.ncbi.nlm.nih.gov/articles/PMC8202894/

Autore: Priscila Viana Carapeto, Cristina Aguayo-Mazzucato
Titolo: Effects of exercise on cellular and tissue aging
di: Joslin Diabetes Center, Harvard Medical School
DOI: 10.18632/aging.203051
Data: 2021 May 13
Sito web: PubMed Central (PMC)
Editore: Aging (Albany NY)

[s114] - https://www.nia.nih.gov/health/brain-health/cognitive-health-and-older-adults

Titolo: Cognitive Health and Older Adults
di: National Institute on Aging (NIA)
Sito web: National Institute on Aging
Editore: National Institutes of Health (NIH)

[s115] - https://pmc.ncbi.nlm.nih.gov/articles/PMC6787147/

Autore: Jacobo Mintzer, Keaveny Anne Donovan, Arianne Zokas Kindy, Sarah Lenz Lock, Lindsay R Chura, Nicholas Barracca
Titolo: Lifestyle Choices and Brain Health
di: AARP, Global Council on Brain Health
DOI: 10.3389/fmed.2019.00204
Data: 2019 Oct 4
Sito web: PubMed Central (PMC)
Editore: Frontiers in Medicine

[s116] - https://pmc.ncbi.nlm.nih.gov/articles/PMC7366948/

Autore: Gary W Small, Jooyeon Lee, Aaron Kaufman, Jason Jalil, Prabha Siddarth, Himaja Gaddipati, Teena D Moody, Susan Y Bookheimer
Titolo: Brain health consequences of digital technology use
DOI: 10.31887/DCNS.2020.22.2/gsmall
Data: 2020 Jun
Sito web: PubMed Central (PMC)
Editore: Dialogues in Clinical Neuroscience

[s117] - https://pmc.ncbi.nlm.nih.gov/articles/PMC7322666/

Autore: Joseph Firth, James E Gangwisch, Alessandra Borsini, Robyn E Wootton, Emeran A Mayer
Titolo: Food and mood: how do diet and nutrition affect mental wellbeing?
DOI: 10.1136/bmj.m2382
Data: 2020 Jun 29
Sito web: PubMed Central (PMC)
Editore: The BMJ

[s118] - https://pmc.ncbi.nlm.nih.gov/articles/PMC10083484/

Autore:	Seema Puri, Majida Shaheen, Bhanvi Grover	**Titolo:**	Nutrition and cognitive health: A life course approach
di:	University of Delhi	**DOI:**	10.3389/fpubh.2023.1023907
Data:	2023 Mar 27	**Sito web:**	PubMed Central (PMC)
Editore:	Frontiers in Public Health		

[s119] - https://pmc.ncbi.nlm.nih.gov/articles/PMC7699472/

Autore:	Nicole Jacqueline Jensen, Helena Zander Wodschow, Malin Nilsson, Jø rgen Rungby	**Titolo:**	Effects of Ketone Bodies on Brain Metabolism and Function in Neurodegenerative Diseases
di:	Department of Endocrinology, Bispebjerg University Hospital, 2400 Copenhagen, Denmark, Copenhagen Center for Translational Research, Copenhagen University Hospital, Bispebjerg and Frederiksberg, 2400 Copenhagen, Denmark	**DOI:**	10.3390/ijms21228767
Data:	2020 Nov 20	**Sito web:**	PubMed Central (PMC)
Editore:	International Journal of Molecular Sciences		

[s120] - https://pmc.ncbi.nlm.nih.gov/articles/PMC7690784/

Autore:	Anna Atlante, Giuseppina Amadoro, Antonella Bobba, Valentina Latina	**Titolo:**	Functional Foods: An Approach to Modulate Molecular Mechanisms of Alzheimer's Disease
di:	Institute of Biomembranes, Bioenergetics and Molecular Biotechnologies (IBIOM)-CNR; Institute of Translational Pharmacology (IFT)-CNR; European Brain Research Institute (EBRI)	**DOI:**	10.3390/cells9112347
Data:	2020 Oct 23	**Sito web:**	PMC
Editore:	Cells		

[s121] - https://pmc.ncbi.nlm.nih.gov/articles/PMC10083484/

Autore:	Seema Puri, Majida Shaheen, Bhanvi Grover	**Titolo:**	Nutrition and cognitive health: A life course approach
di:	Department of Food and Nutrition, Institute of Home Economics, University of Delhi, New Delhi, India	**DOI:**	10.3389/fpubh.2023.1023907
Data:	2023 Mar 27	**Sito web:**	PubMed Central (PMC)
Editore:	Frontiers in Public Health		

[s122] - https://pmc.ncbi.nlm.nih.gov/articles/PMC11631615/

Autore:	Pasquale Picone, Antonella Girgenti, Miriam Buttacavoli, Domenico Nuzzo	**Titolo:**	Enriching the Mediterranean diet could nourish the brain more effectively
di:	Institute for Biomedical Research and Innovation, National Research Council of Italy, Palermo, Italy; Department of Biomedicine, Neuroscience and Advanced Diagnostics (Bi.N.D), University of Palermo, Palermo, Italy	**DOI:**	10.3389/fnut.2024.1489489
Data:	2024 Nov 27	**Sito web:**	PubMed Central (PMC)
Editore:	Frontiers in Nutrition		

[s123] - https://pmc.ncbi.nlm.nih.gov/articles/PMC8470960/

Autore:	Jip Gudden, Alejandro Arias Vasquez, Mirjam Bloemendaal	**Titolo:**	The Effects of Intermittent Fasting on Brain and Cognitive Function
di:	Radboud University Medical Center	**DOI:**	10.3390/nu13093166
Data:	2021 Sep 10	**Sito web:**	PubMed Central (PMC)
Editore:	Nutrients		

[s124] - https://pmc.ncbi.nlm.nih.gov/articles/PMC5934999/

Autore:	Laura Mandolesi, Arianna Polverino, Simone Montuori, Francesca Foti, Giampaolo Ferraioli, Pierpaolo Sorrentino, Giuseppe Sorrentino	**Titolo:**	Effects of Physical Exercise on Cognitive Functioning and Wellbeing: Biological and Psychological Benefits
DOI:	10.3389/fpsyg.2018.00509	**Data:**	2018 Apr 27
Sito web:	PubMed Central (PMC)	**Editore:**	Frontiers in Psychology

[s125] - https://www.nia.nih.gov/health/alzheimers-and-dementia/what-do-we-know-about-diet-and-prevention-alzheimers-disease

Titolo:	What Do We Know About Diet and Prevention of Alzheimer's Disease?	**di:**	National Institute on Aging (NIA)
Sito web:	National Institute on Aging		

[s126] - https://pmc.ncbi.nlm.nih.gov/articles/PMC9824801/

Autore:	Monika Fekete, Zsofia Szarvas, Vince Fazekas-Pongor, Agnes Feher, Tamas Csipo, Judit Forrai, Norbert Dosa, Anna Peterfi, Andrea Lehoczki, Stefano Tarantini, Janos Tamas Varga	**Titolo:**	Nutrition Strategies Promoting Healthy Aging: From Improvement of Cardiovascular and Brain Health to Prevention of Age-Associated Diseases
di:	Semmelweis University, The University of Oklahoma Health Sciences Center, Peggy and Charles Stephenson Oklahoma Cancer Center	**DOI:**	10.3390/nu15010047
Data:	2022 Dec 22	**Sito web:**	PubMed Central (PMC)
Editore:	Nutrients		

[s127] - https://pmc.ncbi.nlm.nih.gov/articles/PMC11631615/

Autore:	Pasquale Picone, Antonella Girgenti, Miriam Buttacavoli, Domenico Nuzzo	**Titolo:**	Enriching the Mediterranean diet could nourish the brain more effectively
di:	Institute for Biomedical Research and Innovation, National Research Council of Italy; Department of Biomedicine, Neuroscience and Advanced Diagnostics (Bi.N.D), University of Palermo	**DOI:**	10.3389/fnut.2024.1489489
Data:	2024 Nov 27	**Sito web:**	PubMed Central (PMC)
Editore:	Frontiers in Nutrition		

[s128] - https://www.ncbi.nlm.nih.gov/books/NBK572145/

Autore:	Aisha Farhana; Anis Rehman	**Titolo:**	Metabolic Consequences of Weight Reduction
di:	StatPearls Publishing	**Data:**	2023/07/10
Sito web:	NCBI Bookshelf	**Editore:**	StatPearls Publishing

[s129] - https://pmc.ncbi.nlm.nih.gov/articles/PMC5449130/

Autore:	Goran Medic, Micheline Wille, Michiel EH Hemels	**Titolo:**	Short- and long-term health consequences of sleep disruption
di:	Horizon Pharma B.V.; University of Groningen	**DOI:**	10.2147/NSS.S134864
Data:	2017 May 19	**Sito web:**	PubMed Central (PMC)
Editore:	Nature and Science of Sleep		

[s130] - https://pmc.ncbi.nlm.nih.gov/articles/PMC5137920/

Autore:	Agnese Mariotti	**Titolo:**	The effects of chronic stress on health: new insights into the molecular mechanisms of brain–body communication
DOI:	10.4155/fso.15.21	**Data:**	2015 Nov 1
Sito web:	PubMed Central (PMC)	**Editore:**	Future Science OA

[s131] - https://pmc.ncbi.nlm.nih.gov/articles/PMC2805706/

Autore:	Fernando Gómez-Pinilla	**Titolo:**	Brain foods: the effects of nutrients on brain function
di:	University of California at Los Angeles School of Medicine	**DOI:**	10.1038/nrn2421
Data:	2008 Jul	**Sito web:**	PubMed Central (PMC)
Editore:	Nature reviews. Neuroscience		

[s132] - https://www.nia.nih.gov/health/brain-health/cognitive-health-and-older-adults

Titolo:	Cognitive Health and Older Adults	**di:**	National Institute on Aging (NIA)
Sito web:	National Institute on Aging	**Editore:**	National Institutes of Health (NIH)

[s133] - https://pmc.ncbi.nlm.nih.gov/articles/PMC10631302/

Autore:	Anushree Modak, Vaishnavi Ronghe, Kavita P Gomase	**Titolo:**	The Psychological Benefits of Breastfeeding: Fostering Maternal Well-Being and Child Development
di:	Datta Meghe Institute of Higher Education & Research	**DOI:**	10.7759/cureus.46730
Data:	2023 Oct 9	**Sito web:**	PubMed Central (PMC)
Editore:	Cureus		

[s134] - https://pmc.ncbi.nlm.nih.gov/articles/PMC9772031/

Autore:	Camelia Munteanu, Betty Schwartz	**Titolo:**	The relationship between nutrition and the immune system
di:	University of Agricultural Sciences and Veterinary Medicine Cluj-Napoca, The Hebrew University of Jerusalem	**DOI:**	10.3389/fnut.2022.1082500
Data:	2022 Dec 8	**Sito web:**	PubMed Central (PMC)
Editore:	Frontiers in Nutrition		

[s135] - https://pmc.ncbi.nlm.nih.gov/articles/PMC10625129/

Autore:	Jing Ji, Weilin Jin, Shuang-Jiang Liu, Zuoyi Jiao, Xiangkai Li	**Titolo:**	Probiotics, prebiotics, and postbiotics in health and disease
DOI:	10.1002/mco2.420	**Data:**	2023 Nov 4
Sito web:	PubMed Central (PMC)		

[s136] - https://pmc.ncbi.nlm.nih.gov/articles/PMC9903079/

Autore:	Amira Kassis, Marie-Claire Fichot, Marie-Noelle Horcajada, Astrid M H Horstman, Peter Duncan, Gabriela Bergonzelli, Nicolas Preitner, Diane Zimmermann, Nabil Bosco, Karine Vidal, Laurence Donato-Capel	**Titolo:**	Nutritional and lifestyle management of the aging journey: A narrative review
di:	Whiteboard Nutrition Science, Nestlé Research	**DOI:**	10.3389/fnut.2022.1087505
Data:	2023 Jan 24	**Sito web:**	PubMed Central (PMC)
Editore:	Frontiers in Nutrition		

[s137] - https://pmc.ncbi.nlm.nih.gov/articles/PMC5934999/

Autore:	Laura Mandolesi, Arianna Polverino, Simone Montuori, Francesca Foti, Giampaolo Ferraioli, Pierpaolo Sorrentino, Giuseppe Sorrentino	**Titolo:**	Effects of Physical Exercise on Cognitive Functioning and Wellbeing: Biological and Psychological Benefits
di:	National Center for Biotechnology Information (NCBI)	**DOI:**	10.3389/fpsyg.2018.00509
Data:	2018 Apr 27	**Sito web:**	PubMed Central (PMC)
Editore:	Frontiers in Psychology		

[s138] - https://pmc.ncbi.nlm.nih.gov/articles/PMC7322666/

Autore:	Joseph Firth, James E Gangwisch, Alessandra Borsini, Robyn E Wootton, Emeran A Mayer	**Titolo:**	Food and mood: how do diet and nutrition affect mental wellbeing?
DOI:	10.1136/bmj.m2382	**Data:**	2020 Jun 29
Sito web:	PubMed Central (PMC)	**Editore:**	The BMJ

[s139] - https://pmc.ncbi.nlm.nih.gov/articles/PMC10083484/

Autore:	Seema Puri, Majida Shaheen, Bhanvi Grover	**Titolo:**	Nutrition and cognitive health: A life course approach
di:	Department of Food and Nutrition, Institute of Home Economics, University of Delhi, New Delhi, India	**DOI:**	10.3389/fpubh.2023.1023907
Data:	2023 Mar 27	**Sito web:**	PubMed Central (PMC)
Editore:	Frontiers in Public Health		

[s140] - https://pmc.ncbi.nlm.nih.gov/articles/PMC2805706/

Autore:	Fernando Gómez-Pinilla	**Titolo:**	Brain foods: the effects of nutrients on brain function
di:	University of California at Los Angeles School of Medicine	**DOI:**	10.1038/nrn2421
Data:	2008 Jul	**Sito web:**	PubMed Central (PMC)
Editore:	Nature reviews. Neuroscience		

Fonti delle immagini

Le immagini non elencate sono state create internamente o acquisite con licenza appropriata. Tutti i diritti sono riservati per queste immagini.

Per tutte le altre immagini elencate qui:
Nessuna delle immagini è stata modificata, è stata adattata solo la risoluzione. Nella versione eBook, le immagini sono state compilate in collage numerati. Tutte le immagini rimangono soggette alla loro licenza originale e vengono utilizzate secondo i rispettivi termini di licenza. Se riscontri errori di attribuzione o altre discrepanze, contattaci.

Data della revisione finale dell'immagine: 2025-02-19.

Licenza utilizzata

CC0	http://creativecommons.org/publicdomain/zero/1.0/deed.en

Crediti immagini

[i1] - 001_001_001_image_bluthirnschranke.jpeg
https://upload.wikimedia.org/wikipedia/commons/3/39/Unctional_complex_and_pinocytotic_vesicles_-_embryonic_brain_-_TEM.jpg

Date:	2006-11-02	**di:**	Patho
Artista:	Louisa Howard, Miguel Marin-Padilla	**License:**	Public domain

[i2] - 001_001_003_image_hypothalamus.jpeg
https://upload.wikimedia.org/wikipedia/commons/b/b6/Hypothalamus.jpg

Date:	2005-07-06	**di:**	Methoxyroxy~commonswiki
License:	Public domain		

[i3] - 001_001_003_image_jod.jpeg
https://upload.wikimedia.org/wikipedia/commons/c/c2/Iodine-sample.jpg

Date:	16 May 2007	**di:**	Benjah-bmm27
License:	Public domain		

[i4] - 001_002_001_image_darmzotten.jpeg
https://upload.wikimedia.org/wikipedia/commons/4/4c/Cross-section_histology_of_small_intestinal_villi_of_the_terminal_ileum.jpg

Date:	2021-08-16	**di:**	Mikael Häggström
License:	CC0		

[i5] - 001_002_002_image_mikrovilli.jpeg
https://upload.wikimedia.org/wikipedia/commons/f/f2/Human_jejunum_microvilli_2_-_TEM.jpg

Date:	2006-10-07	**di:**	Patho
Artista:	Louisa Howard, Katherine Connollly	**License:**	Public domain

[i6] - 001_002_003_image_gehirn.jpeg
https://upload.wikimedia.org/wikipedia/commons/5/50/Computed_tomography_of_human_brain_-_large.png

Date:	Uploaded	**di:**	Shashi.
Artista:	Mikael Häggström	**License:**	CC0

[i7] - 001_002_003_image_nahrungsergaenzungsmittel.jpeg
https://upload.wikimedia.org/wikipedia/commons/f/f1/Iodine_pills.jpg

Date:	2014-12-02	**di:**	Mx. Granger
License:	CC0		

[i8] - 001_002_003_image_neurotropher_faktor.jpeg
https://upload.wikimedia.org/wikipedia/commons/a/aa/BDNF_NT4.png

Date:	2023-12-20	**di:**	·Solembum·
License:	CC0		

[i9] - 001_003_002_image_immunzellen.jpeg
https://upload.wikimedia.org/wikipedia/commons/8/82/SEM_blood_cells.jpg

Date:	Date	**di:**	Tm
Artista:	Bruce Wetzel (photographer). Harry Schaefer (photographer)	**License:**	Public domain

[i10] - 001_003_002_image_antikoerper.jpeg
https://upload.wikimedia.org/wikipedia/commons/7/79/Monoclonal_antibodies_%284%29.jpg

Date:	1980	**di:**	Fæ
Artista:	Linda Bartlett (Photographer)	**License:**	Public domain

[i11] - 002_001_001_image_tryptophan.jpeg
https://upload.wikimedia.org/wikipedia/commons/0/0c/Tryptophan-from-xtal-3D-sf.png

Date:	2020-12-24	**di:**	Benjah-bmm27
Artista:	Ben Mills	**License:**	Public domain

[i12] - 002_001_002_image_magnesium.jpeg
https://upload.wikimedia.org/wikipedia/commons/a/a1/FoodSourcesOfMagnesium.jpg

Date:	sconosciuto	**di:**	17Drew~commonswiki
Artista:	Peggy Greb	**License:**	Public domain

[i13] - 002_001_002_image_mediterrane_kueche.jpeg
https://upload.wikimedia.org/wikipedia/commons/8/8b/Michael_Taylor_and_colleagues_visit_the_farm_stand_owned_by_the_Spear_family_in_Waldoboro.jpg

Date:	2013-08-18	**di:**	Darlenefrivera
Artista:	The U.S. Food and Drug Administration	**License:**	Public domain

[i14] - 002_001_002_image_omega3fettsaeuren.jpeg
https://upload.wikimedia.org/wikipedia/commons/f/fb/Sunsplash_omega3_leinsameno.jpg

Date:	2005-08-07	**di:**	VisualBeo
Artista:	Christian H.	**License:**	Public domain

[i15] - 002_001_002_image_serotonin.jpeg
https://upload.wikimedia.org/wikipedia/commons/7/71/Serotonin_transporter_1_in_green%2C_tyrosine_hydroxylase_in_red_and_nuclear_DNA_in_blue_in_a_region_of_rat_brain.jpg

Date:	2024-06-11	**di:**	GerryShaw
License:	CC0		

[i16] - 002_002_001_image_neurodegenerative_erkrankungen.jpeg
https://upload.wikimedia.org/wikipedia/commons/f/f5/NPC_Brain_%2824065423395%29.png

Date:	2015-12-30	**di:**	Ser Amantio di Nicolao
Artista:	NIH Image Gallery	**License:**	Public domain

[i17] - 002_002_002_image_kraeutertee.jpeg
https://upload.wikimedia.org/wikipedia/commons/5/5d/Herbal_Tea_%28Unsplash%29.jpg

Date:	2016-04-20	**di:**	Fæ
Artista:	gaellemm	**License:**	CC0

[i18] - 002_003_001_image_blutzuckerspiegel.jpeg
https://upload.wikimedia.org/wikipedia/commons/f/f7/Testing_Blood_Sugar_Levels.jpg

Date:	2015-05-20	**di:**	Laurajohnson09
Artista:	Reversing Your Diabetes Today	**License:**	CC0

[i19] - 002_003_001_image_stoffwechsel.jpeg
https://upload.wikimedia.org/wikipedia/commons/2/22/ATP-3D-vdW.png

Date:	2007-01-21	**di:**	Benjah-bmm27
License:	Public domain		

[i20] - 002_003_001_image_heisshungerattacken.jpeg
https://upload.wikimedia.org/wikipedia/commons/d/d2/Cravings_%28Unsplash%29.jpg

Date:	Taken	**di:**	Fæ
Artista:	brookelark	**License:**	CC0

[i21] - 002_003_002_image_huelsenfruechte.jpeg
https://upload.wikimedia.org/wikipedia/commons/e/e7/Various_legumes.jpg

Date:	2013-12-13	**di:**	FarnhamJ
Artista:	Keith Weller, Agricultural Research Service, USDA	**License:**	Public domain

[i22] - 002_003_002_image_nuesse.jpeg
https://upload.wikimedia.org/wikipedia/commons/a/ae/Pecans%2C_hazelnuts%2C_walnuts%2C_almonds%2C_Brazil_nuts_on_a_table_with_logs_2.jpg

Date:	2016-12-22	**di:**	Baileynorwood
License:	CC0		

[i23] - 002_003_003_image_vollkornprodukte.jpeg
https://upload.wikimedia.org/wikipedia/commons/3/30/Pork_liver_pate_with_mushrooms%2C_pickled_garlic%2C_and_capers%2C_on_whole_grain_bread_-_Massachusetts.jpg

Date:	9 July 2024	**di:**	Daderot
License:	CC0		

[i24] - 003_001_003_image_yoga.jpeg
https://upload.wikimedia.org/wikipedia/commons/5/53/Rabies_negri_bodies_brain.jpg

Date:	2007-01-23	**di:**	Patho
Artista:	CDC/Dr. Makonnen Fekadu	**License:**	Public domain

[i25] - 003_001_003_image_blutgefaess.jpeg
https://upload.wikimedia.org/wikipedia/commons/a/ac/Histopathology_of_postmortem_bacterial_growth_in_a_cerebral_blood_vessel.jpg

Date:	2021-07-14	**di:**	Mikael Häggström
License:	CC0		

[i26] - 003_002_001_image_neuroplastizitaet.jpeg
https://upload.wikimedia.org/wikipedia/commons/d/de/Neuroplasticity.jpg

Date:	2020-11-11	**di:**	Neuroscience49
Artista:	Lauren Moriarty	**License:**	CC0

[i27] - 003_002_002_image_brainderived_neurotrophic_factor.jpeg
https://upload.wikimedia.org/wikipedia/commons/c/c0/BDNF_1BND.jpg

Date:	2010-11-04	**di:**	Ayacop
License:	Public domain		

[i28] - 003_003_003_image_meditation.jpeg
https://upload.wikimedia.org/wikipedia/commons/0/00/Meditation_Focus_Point.jpg

Date:	2024-12-12	**di:**	Bondigoldwiki
License:	CC0		

[i29] - 003_003_003_image_joggen.jpeg
https://upload.wikimedia.org/wikipedia/commons/f/f0/Jogging_man_betweeen_running_light_figures_on_the_Toronto_bridge%3B_free_photo_Amsterdam%2C_Fons_Heijnsbroek%2C_06-01-2022.jpg

Date:	2022-01-06	**di:**	FotoDutch
Artista:	Fons Heijnsbroek	**License:**	CC0

[i30] - 004_001_002_image_einkaufsliste.jpeg
https://upload.wikimedia.org/wikipedia/commons/b/b6/Shopping_list_id_231129.jpg

Date:	2023-11-29	**di:**	Creutzen
License:	CC0		

[i31] - 004_001_002_image_lebensmittel.jpeg
https://upload.wikimedia.org/wikipedia/commons/6/6d/Good_Food_Display_-_NCI_Visuals_Online.jpg

Date:	1988-12	**di:**	Lobo
Artista:	Unknown authorUnknown author	**License:**	Public domain

[i32] - 004_001_002_image_supermarkt.jpeg
https://upload.wikimedia.org/wikipedia/commons/5/54/Supermarket_Naivas.jpg

Date:	2022-03-05	**di:**	Safaritravelplus
Artista:	safaritravelplus	**License:**	CC0

[i33] - 004_001_003_image_vollkornnudeln.jpeg
https://upload.wikimedia.org/wikipedia/commons/b/be/Sour_pasta_with_tomatoes_and_spinach.jpg

Date:	2023-11-20	**di:**	Perunana
License:	CC0		

[i34] - 004_002_001_image_autophagie.jpeg
https://upload.wikimedia.org/wikipedia/commons/8/87/Autophagosomes.jpg

Date:	2009	**di:**	Genericuser
License:	Public domain		

[i35] - 004_002_002_image_portionsgroesse.jpeg
https://upload.wikimedia.org/wikipedia/commons/d/dd/USDA_Eat_Healthy_Food_Group_Gallery_serving_size_half_cup_%28125mL%29_of_fruit_cocktail.jpg

Date:	20 November 2020	**di:**	WhatamIdoing
Artista:	United States Department of Agriculture	**License:**	Public domain

[i36] - 004_002_003_image_makronaehrstoff.jpeg
https://upload.wikimedia.org/wikipedia/commons/c/c1/Spoonful_of_cereal.jpg

Date:	2000-08	**di:**	Ed g2s
Artista:	Scott Bauer, USDA ARS	**License:**	Public domain

[i37] - 004_003_001_image_kognitive_defizite.jpeg
https://upload.wikimedia.org/wikipedia/commons/2/27/AllochiriaClock.png

Date:	2010-12-05	**di:**	Dhru4you
License:	Public domain		

[i38] - 004_003_001_image_neuronale_verknuepfungen.jpeg
https://upload.wikimedia.org/wikipedia/commons/a/a1/Scrapie_prions.jpg

Date:	2011	**di:**	M Groenewold
Artista:	National Institute of Allergy and Infectious Diseases (NIAID)	**License:**	Public domain

[i39] - 004_003_002_image_stressoren.jpeg
https://upload.wikimedia.org/wikipedia/commons/6/62/Canva_-_Woman_Feeling_Emotional_Stress.jpg

Date:	2016-07-04	**di:**	Carovinc2
Artista:	MismibaTinasheMadando	**License:**	CC0

[i40] - 005_001_001_image_ampk.jpeg
https://upload.wikimedia.org/wikipedia/commons/5/54/PDB_2qr1_EBI.png

Date:	2009-06-12	**di:**	DonabelSDSU.bot
Artista:	European Bioinformatics Institute	**License:**	Public domain

[i41] - 005_001_001_image_insulinrezeptor.jpeg
https://upload.wikimedia.org/wikipedia/commons/2/27/Detection_of_insulin_in_the_rat_pancreas_by_immunohistochemistry.jpg

Date:	2024-10-23	**di:**	Vladyslava Meshko
License:	CC0		

[i42] - 005_001_001_image_mitochondrium.jpeg
https://upload.wikimedia.org/wikipedia/commons/e/e3/Bone_cancer_cell_%2820683459225%29.jpg

Date:	2014-04-21	**di:**	Ser Amantio di Nicolao
Artista:	NIH Image Gallery	**License:**	Public domain

[i43] - 005_003_002_image_monozyten.jpeg
https://upload.wikimedia.org/wikipedia/commons/7/78/Monocytes.jpg

Date:	2018-03-30	**di:**	Torianiknst
Artista:	toryaniknst	**License:**	CC0

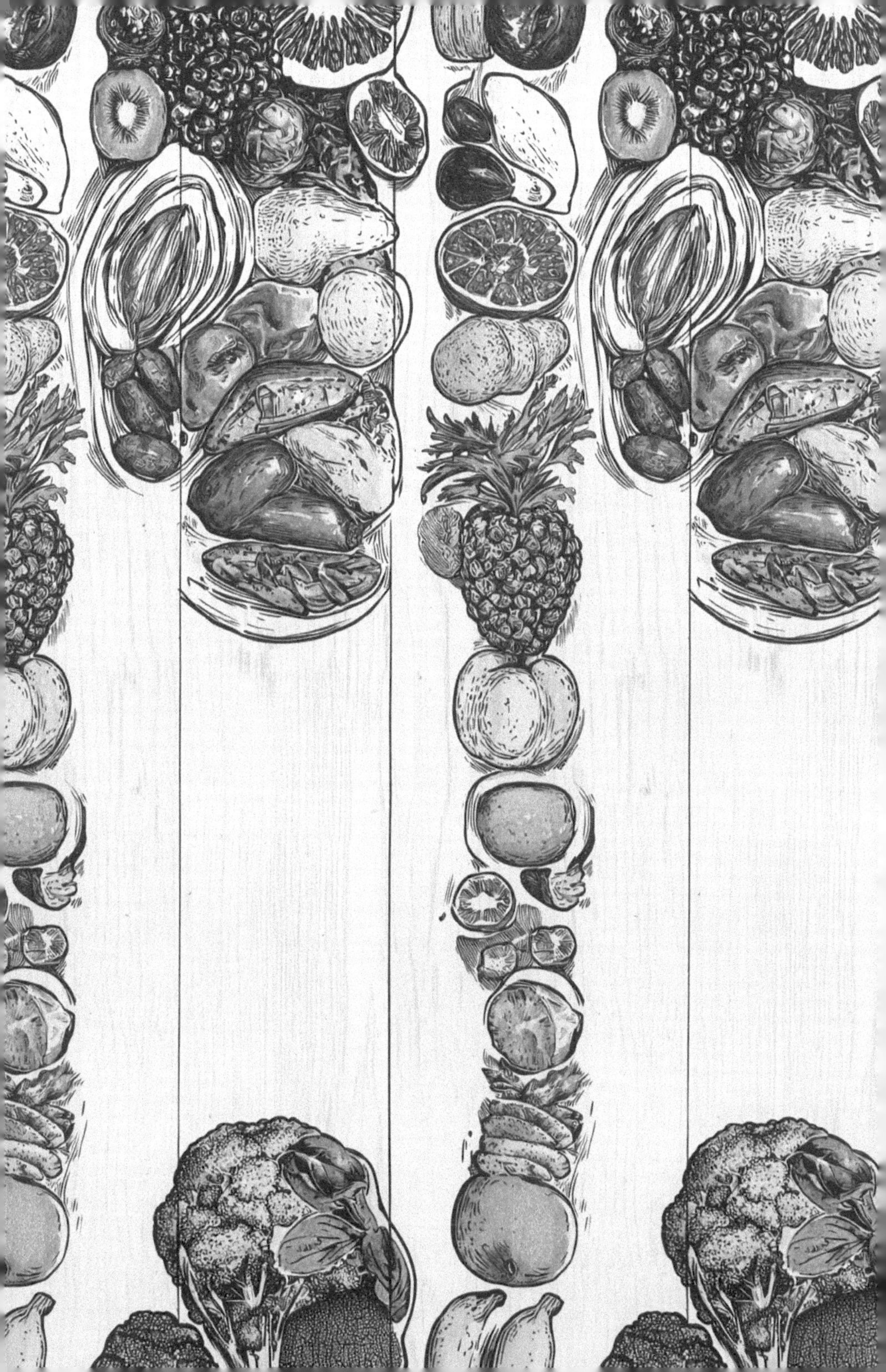

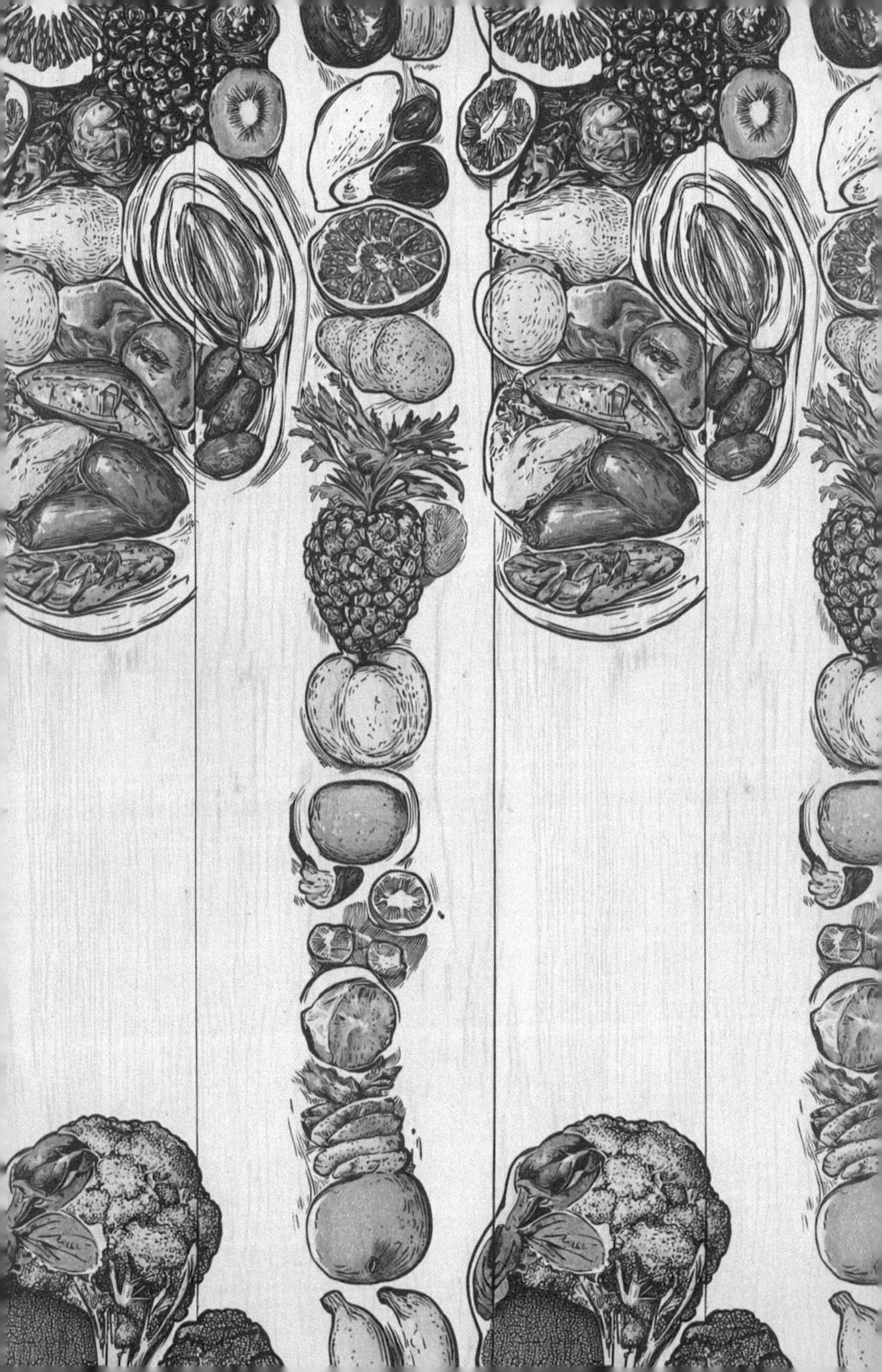

FSC
www.fsc.org
MIX
Papier | Fördert
gute Waldnutzung
FSC® C083411

Kolibri 360 GmbH
Ferdinand-Jühlke-Straße 7
99095 Erfurt, Deutschland
produktsicherheit@kolibri360.de